营养师 和 育婴师
陪你坐月子

李宁 宝姐⊙著

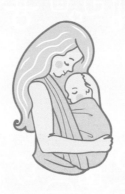

浙江出版联合集团
浙江科学技术出版社

图书在版编目（CIP）数据

营养师和育婴师陪你坐月子 / 李宁，宝姐著. —杭州：浙江
科学技术出版社，2017.6

（准妈妈的怀孕指南）

ISBN 978-7-5341-7523-7

Ⅰ.①营… Ⅱ.①李… ②宝… Ⅲ.①产褥期－妇幼保健－
基本知识②新生儿－护理－基本知识 Ⅳ.①R714.6②R174

中国版本图书馆CIP数据核字（2017）第053392号

营养师和育婴师陪你坐月子

李宁 宝姐 著

责任编辑： 王巧玲 仝 林		**责任印务：** 田 文	
责任校对： 赵 艳		**特约编辑：** 浮 游	
责任美编： 金 晖		**美术编辑：** 吴金周	

出版发行 浙江科学技术出版社
  地址：杭州市体育场路347号
  邮政编码：310006
  联系电话：0571-85170300转61704

图书策划 日知图书（www.rzbook.com）

印　　刷 北京艺堂印刷有限公司

经　　销 全国各地新华书店

开　　本 720×1000　1/16

字　　数 180千字

印　　张 12

版　　次 2017年6月第1版

印　　次 2017年6月第1次印刷

书　　号 ISBN 978-7-5341-7523-7

定　　价 39.90元

月子里吃什么才能保证宝宝"粮仓"充足？

新妈妈产后怎么才能尽快恢复体形？

新妈妈产后怎么护理才不会落下月子病？

新生儿要如何喂养才聪明活泼？

以上这些问题是每个临产和产后的新妈妈都要考虑、要解决的，有的妈妈甚至会因为这些问题而吃不好、睡不香，忧心忡忡，不能把全副精神用到自己的身心调养和照顾新生儿上。这些问题确实不容忽视，需要找到科学、可靠的答案。

有些新妈妈意识到了问题的重要性，不怕麻烦，亲自上网查找答案。作为从事实际工作多年的专业人员，我们建议您不要这么做。首先是因为网上的信息来源不明，真伪混杂，没有人对其科学性负责；其次是因为新妈妈产后身体需要休养，还有哺喂宝宝、照顾宝宝的繁重工作，不该把宝贵的休息时间花费在这种事情上。

有些新妈妈则抓住一切机会向专业人员请教，我们就常被问到这些问题。这样的新妈妈是值得赞赏的，她们起码保证了答案的科学性。但这种方式只能解决个别问题，不能得到全面的、系统的解答。

因为平日总被新妈妈们问这问那，被当面揪住问，电话里问，网上问，有些问题我们都不知道已经回答了多少遍，但还是会被人问起。我们就想到，何不写一本书，把这方面典型的问题归集起来，集中地做出回答，这既可以让我们摆脱被穷追猛问的烦恼，又可以避免口头回答在科学性和严谨性上的缺憾。

本书针对新妈妈在月子里可能会遇到的典型问题，一一进行了认真的解答，希望新妈妈不再手足无措，希望能帮助她们做到事事心中有数，轻松自如地度过坐月子这段特殊时期，既能喂养出一个又聪明又强壮的好宝宝，又能做回昔日美丽的自己。

李宁

目录 >>>

PART

不发胖，营养好，奶水足：营养师为你量身打造月子餐

坐月子怎敢不讲究，不留病根是关键

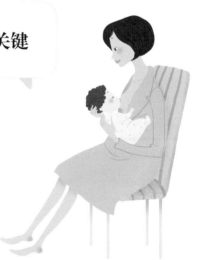

Chapter 1

正确分辨你的身体变化

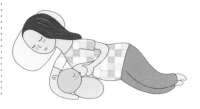

PART 3

新生儿关键期护理，决定孩子一生健康

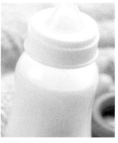

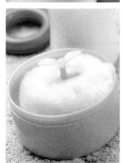

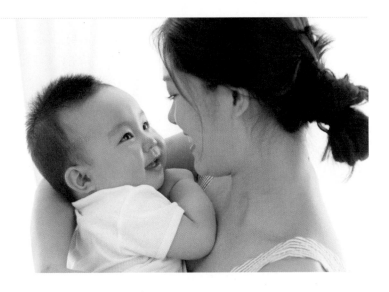

Chapter 4
预防为先，宝宝的疫苗接种不容忽视

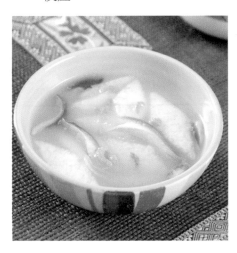

Chapter 5
宝贝小病小痛，物理治疗是首选

预产期近了，亲爱的宝宝就要和你见面！

你是否还记得，第一次知道腹中孕育了小生命时，你是惶恐还是骄傲？

你是否还记得，第一次感觉到他带来的胎动时，你的心情如何？

你是否还记得，从哪天起，你开始对他温柔地说话，就像他正坐在你的膝头一样？

从哪天起，你的腹部出现妊娠纹，你大腹便便以至于夜夜难得睡个安稳？

你是否猜测过他的性别，是否准备了他的名字，是否想象过他的样子？

快了，快了！你亲爱的宝宝就要来和你见面了！

产前必知：做好准备，轻松迎接天使宝宝降临

● 需要备妥的宝宝用品

预产期越来越近，夫妻双方最好提前为入院分娩做好一切准备，其中宝宝用品尤其关键。许多医院为宝宝配备了衣服、被褥和尿垫，最好到计划分娩的医院打听清楚，以免重复购买。为期待中的宝宝准备他所需要的物品是一件非常值得纪念的事情。

宝宝的衣服

宝宝住院期间需要针织衬衣2 - 4件，睡袍2件，软毯1条（包裹宝宝回家用）。衣服一定要是纯棉的，式样宜宽松，穿脱方便。衣服的后背和腋下不要有纽扣和暗扣，没有领子的衣服较好。

喂奶用品

宝宝奶瓶、奶嘴2套；奶瓶刷1个；奶瓶夹1个。

宝宝用的卫生用品

包括小方巾、小毛巾各2条，脸盆1个，爽身粉1瓶及宝宝奶具、一次性尿垫；湿纸巾（帮宝宝清洗臀部）若干；脱脂棉（帮宝宝清洁皮肤表面的污物）若干。

宝宝的寝具

被褥1套；床单1张；枕头1个（医院多会提供专业的婴儿床及床垫）。

上面这些物品要和妈妈的物品分别整理，再一起摆放在屋里明显的地方，准备去医院分娩时带上就可以。

● 需要准备的妈妈用品

为了更好地迎接新生命的降临，也为了避免突发情况带来的措手不及，准妈妈及其家属要提前做好住院准备。比如如何办理住院手续、住院需要准备哪些衣物、哪些卫生用品是必需品等。越早了解这些问题，越早准备妥当，越能顺顺利利地迎接"小天使"的到来！

临产前应把办理住院手续的相关证件放在家里显眼的位置，包括身份证、母子手册、准生证等，并要告诉家人相关证件放在哪里，以便遇到突发情况能第一时间赶到医院，避免在紧要关头手忙脚乱。

要准备好住院所需的衣物，并放在家里显眼的地方，做到有备无患。睡衣最好是前面系扣的，而且要柔软、宽松，这样方便医生进行检查；产后的最初几天恶露量较多，最好多备几套内衣。外衣可以是对襟毛衫，在亲朋来看望时穿着。还要备一件适合冬天穿的长大衣，以便去卫生间或是离开病房去其他房间时穿着。大号乳罩或是背心2～3件；纯棉袜子2～3双；拖鞋1双；出院的衣服1套。

准备好住院要用的卫生用品，包括洗脸毛巾、洗澡毛巾、洗下身毛巾各1条；消毒棉垫或是纱布垫若干（哺乳时用来清洁乳房）；小脸盆1个（洗下身专用）；牙刷、牙膏、梳子、护肤品等洗漱用具；纸巾、卫生巾、塑料袋若干。

上述这些物品的准备要做到宜早不宜迟，决不可认为预产期未到就拖延。

● 哪些准妈妈要提前入院

准妈妈及其家属在产前的这段时间一定要提高警惕，做好监护。尤其是特殊准妈妈或是准妈妈身体突然出现异常情况时，应立即去医院产科住院待产。一旦发生意外，不仅容易造成感染，还会给母婴带来危险，产生不良影响。

通常患有重度妊娠高血压综合征、产前有阴道出血等情况的准妈妈必须立即住院；有内、外科疾病等并发症，如贫血、肾炎、糖尿病等，需由相关科室的医生协商来决定入院时间；此外，已诊断"前置胎盘"的准妈妈，即使没有阴道出血，也应提早住院。过期妊娠即使无临产征兆，也应在孕41周时入院。那么，哪些情况下应紧急入院呢？

破水 让准妈妈躺下，尽量减少站立，并立即送往医院。

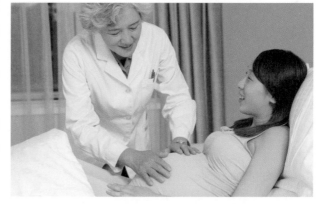

规律宫缩 每10~15分钟一次，并逐渐加快。

异常腹痛及出血 腹痛呈持续性疼痛，阴道出血似月经量。

出现严重水肿或体重增加过快 伴有头痛、头晕、眼花、视物不清、咳嗽、恶心、呕吐等症。

异常胎动 每12小时胎动不足20次，或每小时胎动不足3次，或胎动消失。

● 提前破水有哪些危害

早期破水是妊娠晚期较为常见的异常现象，对准妈妈和胎宝宝危害较大。在准妈妈进入生产阵痛前，40周以前羊膜自然破裂，称为"早期破水"。早期破水又可分为足月早期破水及早产早期破水。假设预产期是40周，在37~40周时破水，称为"足月早期破水"，即一般所指的"早期破水"。若未满37周时破水，则称为"早产早期破水"。

在正常情况下，破水是在宫口开全前后，由阴道流出的一股羊水，以后还会不断地向外流出。早期破水时，胎宝宝还没有生出来，胎宝宝的脐带会顺着羊水外流，当脐带脱垂后受压，从母体来的血液和氧气就不能顺利进入胎宝宝体内，使胎宝宝因缺氧而发生宫内窒息，有时脐带血流被完全阻断，会使胎宝宝迅速死亡。早期破水还容易拖长分娩的时间，引起感染。羊水流干了，也会引起子宫收缩无力，分娩时间更加延长。胎宝宝迟迟生不下来，随时会发生危险。

导致早期破水的原因很多，通常与细菌性阴道感染有关，其他的原因包括羊水过多、胎宝宝异常、子宫颈闭锁不全、多胎妊娠、胎膜发育不良等。但多数早期破水的准妈妈没有办法查出原因。另外有些研究表明：准妈妈如果营养不良，特别是缺乏维生素C，也比较容易发生早期破水。

● 过预产期有哪些危害

对于那些月经周期规则的女性来说，如果妊娠达到或超过42周还没有生产征兆，就属于过期妊娠，这种现象的发生率占妊娠总数的5%~12%。

过期妊娠多与准妈妈内分泌功能紊乱、胎宝宝畸形及遗传因素等有关。

过期妊娠可导致胎盘老化出现退行性改变，使绒毛间隙血流量明显下降，供应给胎宝宝的氧和营养物质减少，使胎宝宝不再继续生长；羊水量减少，严重时胎宝宝会因缺氧窒息而死亡，且羊水量过少对分娩不利。过期妊娠的胎宝宝分娩时因胎宝宝过大，胎头过硬，也会造成难产。即使出生，健康状况也比正常分娩儿差，常因脱水、贫血、肺部感染等而夭折。

那么，准妈妈如何才能判断是否过期妊娠呢？除了要观察准妈妈、胎宝宝、羊水的情况外，还要考虑其他可能影响过期妊娠的因素，例如：

平时月经周期是否规则，此次妊娠前有无月经延迟。

是否服用过避孕药，因服药期间或停药后会出现短期闭经。

早孕反应及胎动出现的时间。

将早期妊娠时子宫大小与停经周数对照。作为判断的依据，妊娠中晚期检查的子宫大小对诊断妊娠期限意义不大。

准妈妈一旦发现身体出现异常反应，要在接近预产期时到医院进行产前检查，如果超过预产期2周仍未出现宫缩，应进行胎盘功能检查和胎宝宝状况的检查，以制订处理方案。假如确诊为过期妊娠，并且胎宝宝较大、颅骨较硬、羊水较少，尤其是那些高龄初产或伴有妊娠中毒症的人，医生可能会建议采取引产（静脉点滴催产素引产、经阴道分娩）或剖宫产等措施。

● 难产的预防措施有哪些

难产就是当分娩进行到一半的时候，胎宝宝无法顺利通过产道娩出。通常难产有两种情况：

"肩难产" 即胎宝宝的头出来了，但是肩膀却卡住了。处理方法通常是助产医护人员从准妈妈上面帮忙推妈妈的肚子，另一位则帮忙转胎宝宝。

胎位不正造成难产 胎位不正出现难产时是胎宝宝的身体出来后，胎宝宝头却被卡住了。随着B超技术和剖宫产技术的发展，这种情况已经很少出现了。

不管是哪一种难产，只要发生了，医生就已经没有办法实施剖宫产手术了，所以此时医生会因人而异想办法把胎宝宝挤出妈妈的产道。为了能让胎宝宝尽早娩出，医生有时会故意制造胎宝宝锁骨骨折，使胎宝宝整个肩膀占据的空间减小，以利于其顺利通过产道。另外，会阴切开也是一种解决轻度难产的办法，即将妈妈的会阴部切开，这样是为了减小胎宝宝出生的阻力。

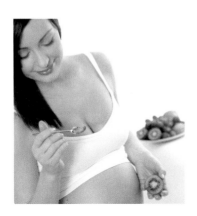

● 如何安排分娩前的饮食

分娩是一项体力消耗很大的活动，准妈妈的身心都要经历巨大的能量消耗。对于产程较长、分娩不够顺利的准妈妈来说，待产和分娩过程中的体力消耗就更大了。同时，正常分娩或是剖宫产时还会造成准妈妈的失血，一般失血量在100～300毫升，如果发生产后出血，失血量就会更多。

分娩造成大量的体力消耗和失血会使准妈妈产后身体十分虚弱，分娩前除了注意休息、保证睡眠质量外，还应及时补充能量和各种营养素，这样不仅能补充身体的正常需要，还能增加产力，促进产程的发展，有助于准妈妈顺利分娩。那么，准妈妈在分娩前该如何安排饮食呢？

补充热量高的食物

在正常分娩过程的前、中、后期，需要及时补充些甜食、果汁等热量高、易消化吸收的食品，以弥补分娩过程中热量的损失。

少食多餐，适当补充营养

准妈妈可以视自己的喜好，选择蛋糕、面汤、稀饭、肉粥、藕粉、牛奶，以及果汁、苹果、西瓜、橘子、香蕉、巧克力等食物。遵循少食多餐的原则，每日进食4～5次，但不可暴饮暴食，否则会加重胃肠负担。比如，鸡蛋每顿吃1～2个，再配些其他营养品就足够了，不必吃得过多。

多吃易消化的食物

临产时因宫缩阵痛容易引起胃口欠佳，还容易引起睡眠不足，导致胃肠道分泌消化液的能力降低。为此，需要及时补充营养，宜多吃些富含糖类、蛋白质、维生素的食物，但最好不吃不易消化的油炸食品或肥肉类食物。

注意锌的摄入

研究表明，准妈妈分娩方式与其妊娠后期饮食中锌的含量有关，锌是人体必需的微量元素，对分娩的影响主要是能增强子宫有关酶的活性，促进子宫肌肉收缩，从而把胎宝宝驱出子宫腔。而缺锌时，子宫肌收缩力弱，无法自行驱出胎宝宝，需要借助产钳、吸引等外力才能娩出胎宝宝，严重缺锌则需剖宫产。因此，为了不影响准妈妈健康、减轻分娩痛苦，要注意补充锌，多吃一些含锌丰富的食物，如肉类中的猪肝、猪腰，海产品中的鱼、紫菜，豆类食品中的黄豆、绿豆、蚕豆，坚果中的花生仁、核桃仁、栗子。尤其是牡蛎，每百克含锌100毫克左右，堪称"锌元素的宝库"。

● 什么情况下选择剖宫产

在进入预产期时，医生都会劝准妈妈选择自然分娩的方式，可是到了实际临产的时候，还是有越来越多的人望而却步而选择剖宫产。其实，剖宫产并不是一个生理过程，而是病理过程，只有当准妈妈或胎宝宝出现问题时才应该进行剖宫产。

剖宫产是一种把腹壁及子宫剖开、取出胎宝宝的分娩方式，若病例选择得当，施术及时，不但可挽救母子生命，还能保证母亲正常的生育能力。因此，剖宫产是一种重要的手术助产方法。但剖宫产毕竟是一次手术，术中准妈妈出血较多，容易发生周围脏器损伤，有的还可能会发生感染，产后出现各种并发症的可能性也是自然分娩的10~40倍，每位女性通常可以做1~3次的剖宫产，不过，再次妊娠临产时，可能会引起切口部位的破裂。下表将自然分娩和剖宫产两种方式进行了对比。

分娩方式	产前、产中状况	产后恢复状况
自然分娩	产前有阵痛，用无痛分娩可避免阴道松弛；产后可以运动，可避免子宫、膀胱脱垂的后遗症	产后恢复快；产后可立即进食；仅有会阴部位伤口；并发症少；哺乳早
剖宫产	出血量较多，并发症较多，如伤口感染、粘连及麻醉后遗症等；可避免自然生产过程中的突发状况；阴道不受影响	产后恢复较慢；住院时间较长；哺乳晚

胎宝宝出现异常情况

当准妈妈和胎宝宝出现以下情况时，就可能会施行剖宫产。但以下情况也不都是剖宫产的绝对指征。最终妈妈是否实施剖宫产还应由产科医生视当时的具体情况而定。

胎位不正，出现臀位或横位。

巨大儿等异常分娩或难产。

胎心音发生变化或胎宝宝缺氧、出现胎便等。

胎宝宝预估体重超过4000克或小于1500克。

胎宝宝先天性畸形，如脑积水、连体婴儿等。

准妈妈出现异常情况

从准妈妈的角度看，如果妊娠期间出现异常情况，无法顺利进行自然分娩时，医生会建议准妈妈进行剖宫产。具体情况如下：

子宫颈未全开而有脐带脱出。

35岁以上的初产准妈妈，且有胎位不正或骨盆问题。

准妈妈以前因子宫颈闭锁不全而接受永久性缝合手术。

产道或骨盆腔长肿瘤而有阻塞生产的现象。

准妈妈患有心肺疾病、糖尿病、癌症等疾病。

多胞胎妊娠。

重复剖宫产。

出现前置胎盘、胎盘早期剥离、子宫破裂等出血问题。

准妈妈有外伤，如腹部外伤、车祸，这些都可能会导致胎宝宝的死亡，需立即进行剖宫产手术。

准妈妈突然死亡，需要在极短时间内对胎宝宝施行剖宫产来救治。

● 为什么要做会阴切开术

会阴切开术是产科常见的一种手术。在分娩过程中，由于准妈妈阴道口较紧，影响胎宝宝顺利娩出，所以需要做会阴切开术，扩大胎宝宝出生的通道。准妈妈会阴切开后，阴道和会阴大约在一周内愈合，经过一段时间后即可恢复正常，阴道仍然可以保持良好的弹性。会阴切开术常用于以下情况：

初产准妈妈会阴较紧，分娩时常有不同程度的撕裂，会阴切开则可以防止不规则撕裂和避免肛门损伤。

手术助产时为了便于操作，防止会阴裂伤，多数需要做会阴切开术。

胎宝宝窘迫，为了让胎宝宝尽早娩出，也需要做会阴切开术。

发生早产时，胎宝宝较小，但更为娇嫩，也有必要做会阴切开术。

分娩的三个阶段及注意事项

分娩一般分为三个阶段，也称为三个产程，下面就让我们看看具体各个分娩阶段的特点。

○ 分娩第一阶段：阵痛开始至子宫颈全开

当准妈妈感觉不管如何变换姿势，子宫收缩都没有停止（频率大约10分钟一次）时，就需要准备出发到医院待产了。

多数准妈妈会在此时进入分娩第一阶段，出现从规律的子宫收缩开始到子宫颈口全开，通常，子宫颈从闭合至10厘米全开要经过很长时间，初产准妈妈需8~14小时，经产准妈妈需6~8小时。

在0~3厘米子宫颈开启阶段，进展速度较慢，准妈妈可以吃一点食物以储备体力，还可以继续走动或爬爬楼梯，以加速产程的进行，但是不要过度用力，以免消耗体力。此时，准妈妈已换上医院的衣服，系上胎宝宝监视器以监测胎宝宝心跳。准爸爸不要显露明显的慌张，以免增加准妈妈的压力，可以帮准妈妈按摩一下后背或陪她走路，分散准妈妈的注意力。

随着产程的进行，子宫颈开口3厘米后，阵痛频率会越来越密集，等到子宫颈全开时，阵痛最为强烈，准备进入产程第二阶段。

子宫颈开口大小与阵痛频率的变化可参考下表：

编号	子宫颈开口（厘米）	阵痛频率（秒/次）
1	0~3	30~60（5分钟左右收缩1次）
2	3~7	45~60（2~4分钟收缩1次）
3	7~10	30~90（1分钟左右收缩1次）

此时，准妈妈可以做一些辅助动作来松弛全身，减轻子宫阵缩及宫颈口扩张引起的不适。

胸式呼吸

稳定情绪，减轻痛苦。

保持仰卧状，身体略偏向侧面，双手放在胸前，用鼻子呼吸。

轻轻吸气，让胸部得到扩张，吸满气后，再缓缓呼出；保持吸气与呼气相等。

每分钟呼吸15次左右。

腹式呼吸

适用于子宫收缩较强时。

保持仰卧状，身体略偏向侧面，双腿屈膝立起。

深吸气，让腹部鼓起。

吸满气后慢慢呼出，腹部自然瘪下。

每分钟进行15次左右。

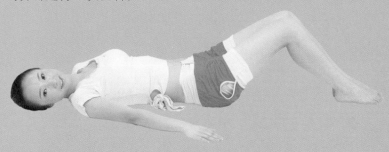

松弛法

稳定情绪，保持体力。适用于宫缩的间歇期。

保持舒适的侧卧姿势，让准妈妈全身肌肉得以放松。

按摩与压迫法

适用于子宫收缩强烈时。

双手四指并拢，将手掌放在下腹两侧，配合腹式呼吸；深吸气时，双手向内、上方推起。

呼气时双手向下、侧方按摩。

腰痛的准妈妈，可将单手或双手握拳放在腰部痛处。

这套动作可在妊娠32周开始进行练习，每天练习1~2次，每次练习5~10分钟。

○ 分娩第二阶段：子宫颈全开至胎宝宝娩出

当子宫颈全开、胎头慢慢往下降时，准妈妈会感觉到胎头压迫到骨盆，不由自主地想用力或是出现强烈的便意感，这说明你已经进入分娩第二阶段，即子宫颈口开全至胎宝宝娩出的阶段。通常初产准妈妈持续30分钟～2小时，经产准妈妈持续5分钟～1小时。

此时医护人员会安排准妈妈上产台，不过，上产台后也不是马上就要生产，通常还要经过一段时间的用力，在医师及护士的指导下，准妈妈开始吸气、吐气、吸气、憋气、再用力。这期间准妈妈要尽量听从医护人员的指令，随着子宫收缩的节奏用力，历经一番努力，才会将宝宝顺利生出来。

需要提醒的是，为了保持体力，医护人员会要求准妈妈在子宫收缩间隙不要用力，此时，准妈妈可以采取连续哈气的方式，让身体放松。

在子宫收缩时，准妈妈要紧握产台把手，将头部略抬起看向肚脐方向，以解大便的方式向下用力。但尽量不要大喊大叫浪费力气，应该思想集中。如果准爸爸进去陪产，应该站在准妈妈头部这一侧，鼓励妻子，不要干涉医护人员的工作，也不要不停地提问。

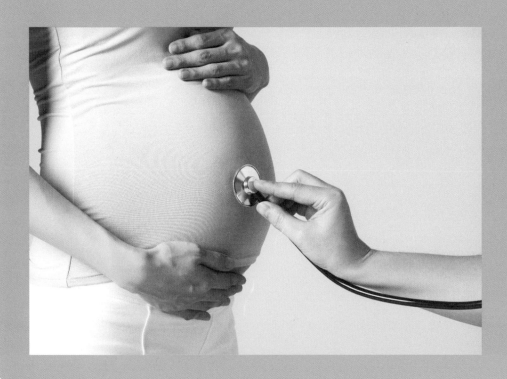

在分娩第二阶段，为了更好地配合子宫收缩，要正确使用腹压，避免产程延长而造成胎宝宝在子宫内缺氧；在胎宝宝头部即将娩出时，控制用力强度，以免胎头骤然冲击，造成盆底及会阴组织裂伤。这需要进行以下两方面的辅助动作：

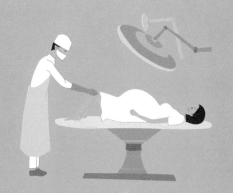

正确使用腹压

保持半坐位的姿势，双腿屈膝，两腿尽量分开，脚跟靠近臀部；并采用胸式呼吸。深吸气时，使胸腔充满气；屏住气，像排大便一样，向肛门方向用力，用力后再慢慢呼气。当你用力时，下颌尽量抵住胸口，后背紧贴床上，不要漏气。

分娩时，双手拉紧床两侧的铁环，以便更好地用力；吸气，用力，至呼气结束，大约15秒钟。

练习张口哈气

做短促呼吸的动作，保持呼气与吸气相等，这样可以控制用力的强度。当胎宝宝头部即将娩出时，医护人员会提醒准妈妈不要再用力，此时应松开铁环，双手放在胸前，做张口哈气的动作。

上面介绍的这套动作，准妈妈可在妊娠36周后开始练习，每天练习1~2次，每次3~5分钟。

○ 分娩第三阶段：胎宝宝娩出至胎盘娩出

这一时期要经历胎宝宝出生到胎盘排出的过程，持续10~15分钟。宝宝通常会以头、肩、身体、脚的顺序娩出，然后医护人员会迅速清理其口鼻、剪断脐带，再交给其他医护人员帮宝宝擦拭身上的黏液，轻拍宝宝脚底至听见宝宝哇哇大哭。接下来医护人员会检查测量宝宝身高、体重、身体状况，然后给宝宝盖手脚印，套上写有妈妈名字的手环，等把宝宝包裹完善后，抱给妈妈看一会儿或是直接在产台上吸吮乳头。准妈妈要鼓励自己再忍耐一会儿，配合医生完成胎盘娩出，并缝合因分娩造成的阴部撕裂。当胎盘从子宫壁剥落，会阴伤口顺利地缝合后，生产过程也就结束了。

入院分娩备用物品清单

一、宝宝用品

1. 宝宝的衣服

①针织衬衣4件　②睡袍2件　③软毯1条

2. 宝宝的卫生用品

①小方巾2条　②小毛巾2条　③脸盆1个　④爽身粉1瓶　⑤纸尿裤30片

⑥一次性尿垫2包　⑦湿纸巾4包　⑧脱脂棉2包

3. 宝宝的寝具

①婴儿被褥1套　②婴儿床单1件　③婴儿枕头1个

4. 宝宝的奶具

①奶瓶+奶嘴2套　②奶瓶刷1个　③奶瓶夹1个

5. 婴儿配方奶粉1罐（需要时再买也可）

二、妈妈用品

1. 证件

①身份证　②准生证　③母子手册

2. 衣服

①睡衣2套　②对襟毛衫1件　③长大衣1件　④内裤6件　⑤哺乳文胸2件

⑥棉袜3双　⑦拖鞋1双　⑧出院衣服1套

3. 卫生用品

①毛巾3条　②脸盆1个　③消毒纱布垫4片　④牙刷1把　⑤牙膏1袋

⑥梳子1把　⑦护肤品若干　⑧卫生巾2包　⑨纸巾2包　⑩塑料袋8个

注：备齐以上所有物品宜早不宜迟，当不晚于预产期之前15日。

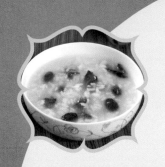

PART 1

不发胖，营养好，奶水足：
营养师为你量身打造月子餐

Chapter

1

营养师才知道的月子营养指南

新妈妈产后的生理特点

一般而言，宝宝出生半个小时后就应该开始吸吮母乳，最初几天是最宝贵的初乳。及时喂哺母乳对宝宝和新妈妈都非常有益，因为初乳能让新生儿获得极其重要的免疫力，而哺乳则能使新妈妈的子宫等部位更快地恢复到怀孕前的状态，帮新妈妈尽快恢复优美体形。

哺乳期间，新妈妈是否有充足的乳汁对宝宝影响重大。一般估计，母乳的分泌量为平均每日800克左右，例如在正常状态下，我国南方农村的新妈妈乳汁分泌量为平均每日820克，这个量与其他国家所测定的结果近似。

那么，新妈妈乳汁的分泌受哪些因素影响呢？主要是两个方面，一是生理和精神因素，二是营养因素。

♛ 影响新妈妈乳汁分泌的生理和精神因素

催乳激素和下奶反应是影响泌乳量的最重要的生理和精神因素。

受雌激素及黄体酮的影响，新妈妈的乳腺在怀孕后期会进一步发育和增大，雌激素主要作用于乳腺的导管系统，而黄体酮主要作用于乳腺囊泡的增生。此外，垂体的生长激素、肾上腺皮质激素、甲状腺激素对泌乳也有一定的作用。

分娩后母体的内分泌开始出现明显的改变，在怀孕期黄体酮受机体的控制，在血浆中浓度不高，但分娩后，由于胎盘黄体酮消失，导致血液中的黄体酮水平突然下降，于是雌激素就能很好地影响垂体，从而促进了催乳激素的分泌，使母乳的分泌量增加。

这种促进泌乳的状况一般在分娩后第二天出现，它会同时促进乳汁的生成与排出。宝宝对乳头的吮吸、对乳汁的吸空以及宝宝的存在与活动（如哭声），都是能引起新妈妈下奶反应的刺激。当然，环境与情绪也是一个影响泌乳的因素。

♛ 影响新妈妈乳汁分泌的营养因素

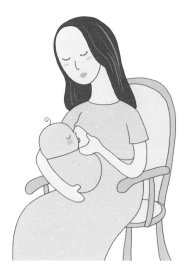

新妈妈营养不足，是造成母乳泌乳量不足的主要原因之一。因为新妈妈在体内合成乳汁时需要耗费能量，同时，泌出的乳汁中的营养素也是从新妈妈体内汲取的，所以，新妈妈的营养不仅要满足妈妈本身的需要，同时还要满足乳汁泌出的需要。

新妈妈在怀孕期间会为将来的哺乳储备6千克的脂肪，这些脂肪会在哺乳过程中逐步消耗掉，正常情况下，大概一年后，新妈妈就可以恢复到怀孕之前的体重，有的妈妈体重甚至会比怀孕前减少。新妈妈的体重恢复情况，除了与营养因素相关外，也与生活方式与体力活动有关。

哺乳期新妈妈的营养需要

哺乳期新妈妈需要有完全平衡的膳食，才能保证母子的营养需要得到充分满足，对于要操持家务或要上班的新妈妈则更是如此。下面从营养学的角度，明确一下哺乳期新妈妈的各项营养指标。新妈妈可以参照这些营养指标，合理安排哺乳期间的膳食。

哺乳期新妈妈的热量需求

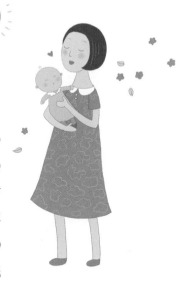

哺乳期新妈妈的热量取决于两个消耗的值：一是新妈妈本身的热量消耗，二是泌出乳汁的热量消耗。

我们就以平均每日泌出820克乳汁为标准，来计算一下一个哺乳期新妈妈每日需要的热量。据测算，每100克乳汁约含266.34千焦热量，则820克乳汁约含2184千焦热量。又据估计，新妈妈的身体热能向乳汁热能转化的效率为80%，则新妈妈每日泌乳所消耗的能量为2730千焦，也就是说，新妈妈在满足自身热能消耗的需求之外，还要额外摄取2730千焦热量，才能保证正常的泌乳量。

我们说了，新妈妈在怀孕期间会为哺乳储备6千克的脂肪，我们假设这些脂肪正好够用6个月，则每月消耗1千克脂肪，相当于37800千焦的热量，换算成日消耗量则是每日1260千焦。

那么，2730千焦减去1260千焦，就是新妈妈为分泌乳汁而需要实际补充的热量，这个值是1470千焦。

中国营养学会建议，新妈妈需为泌乳每日增加1260千焦的热量；联合国粮食及农业组织（FAO）与世界卫生组织（WHO）建议，新妈妈需为泌乳每日增加2310千焦的热量。

当然，实际当中，不同新妈妈之间存在个体差异，怀孕期储备的脂肪量有可能不一致，每日泌乳量和泌出的乳汁质量也可能不一致，如果泌乳量小，则消耗的热量也会相应较少，反之则消耗的热量会比估计值高。所以，具体到某一位新妈妈身上时，则要根据实际情况进行测算，才能确定准确的热量需求值。

另外，在确定热量需求时还要考虑新妈妈的体重，特别是如有体重迅速减少的情况，就要考虑一下是否是热量供应不足造成的。

👑 哺乳期新妈妈的蛋白质需求

怀孕时新妈妈体内储存的蛋白质很少，到了哺乳期，就需要补充蛋白质，否则就会影响乳汁泌出。新妈妈的乳汁中约含有1.2%的蛋白质，按每日泌出820克母乳计算，则新妈妈需要为泌乳准备约10克的乳汁蛋白质。据估计，新妈妈在体内利用所摄取的蛋白质合成乳汁蛋白质的效率为80%，则新妈妈需要为泌乳摄取12.5克优质蛋白质。

许多医学观察证明，新妈妈适当摄入蛋白质有利于乳汁的分泌，而严重缺乏蛋白质会影响乳汁的质量。

中国营养学会建议，新妈妈每日要为泌乳额外摄取25克蛋白质。这样的话，新妈妈每日总共需要摄取55+25=80克蛋白质，相当于一位轻体力劳动者的摄取量。

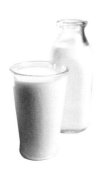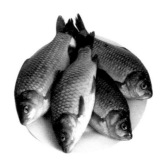

👑 哺乳期新妈妈的钙需求

钙是新妈妈本身和乳汁泌出所必需的营养成分。

乳汁中钙的含量比较稳定，初乳每100毫升含钙48毫克，过渡乳每100毫升含钙46毫克，成熟乳每100毫升含钙34毫克。如果新妈妈食物中的钙含量不足或不能被有效吸收，则乳汁会从新妈妈体内夺取钙质，这会导致新妈妈体内出现钙的不平衡，进而容易导致骨质软化症。

联合国粮食及农业组织（FAO）与世界卫生组织（WHO）建议，哺乳期新妈妈每日钙供应量为1200毫克。考虑到动物性食物中的钙吸收率高，植物性食物中的钙吸收率低，中国营养学会建议，哺乳期新妈妈每日钙供应标准为1000毫克。

为保证钙的供应量，需要考虑新妈妈食物的数量和种类，奶类中的钙最易被吸收，而钙片和动物骨头则可以作为钙的辅助来源。新妈妈补充一定量的维生素D，或适当晒晒太阳，可以促进钙吸收。

哺乳期新妈妈的铁需求

乳汁中的铁含量为每100毫升含50微克，新妈妈每日泌出820克乳汁需要0.4毫克铁，如果铁的吸收率是10%，则新妈妈每日需额外补充4毫克铁。

新妈妈膳食中动物性食物的比重，能影响到新妈妈对铁的吸收与利用。同时，动物性食物中也含有铁。

联合国粮食及农业组织（FAO）与世界卫生组织（WHO）建议，哺乳期新妈妈膳食中动物性食物要占10%~25%，每日铁供应量不少于19毫克。2016年中国营养学会推荐的量为每日供应24毫克铁。

哺乳期新妈妈的碘需求

母乳中的碘含量为每100毫升含4~9微克，浓度超过新妈妈的血浆碘浓度。母乳中碘浓度较高的原因，估计与婴儿的生理需要有关。

新妈妈从食物摄取的碘，可立即出现在乳汁当中。有人曾以放射性碘做动物实验，动物摄入5分钟后，就能在其乳汁中找到。

新妈妈每日需要摄入240微克碘，这个需求量不难满足。使用碘盐做菜，就能基本满足碘需要。

哺乳期新妈妈的维生素需求

乳汁中维生素A的含量比较稳定，为每100毫升含61微克。新妈妈每日补充维生素A的量，中国建议的标准为1300微克，联合国粮食及农业组织（FAO）与世界卫生组织（WHO）建议的标准为1495微克。

母乳中含有充足的维生素B_1与维生素B_2，这两种水溶性维生素有利于母乳的分泌。每100毫升的母乳中，含维生素$B_1$0.014毫克，含维生素$B_2$0.037毫克。联合国粮食及农业组织（FAO）与世界卫生组织（WHO）建议，哺乳期新妈妈

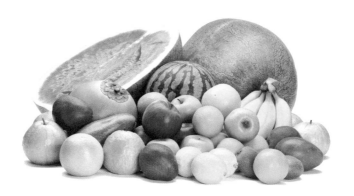

每日需分别额外补充0.3毫克维生素B_1与维生素B_2，加上新妈妈自身的需求，每日总供应量为1.4毫克维生素B_1、1.5毫克维生素B_2。我国建议的标准则是：两者每日额外补充量约为0.3毫克，两者每日各自总供应量为1.5毫克。

母乳中维生素C的含量反映新妈妈的饮食状况，在食用蔬菜水果充足的情况下，每100毫升乳汁中含5.2毫克维生素C。如果蔬菜水果吃得不够多，又没有其他途径补充维生素C，则母乳中的维生素C含量就会大大降低。哺乳期新妈妈每日泌乳820克，所以每日需额外摄取维生素C约50毫克，所以，我国建议哺乳期新妈妈的维生素C供应标准为每日150毫克。

此外，哺乳期新妈妈每日还需额外补充0.8微克维生素B_{12}、3毫克维生素E、3毫克维生素B_3、150微克叶酸、0.3毫克维生素B_6，才能满足授乳的需要。

♛ 哺乳期新妈妈的水分需求

新妈妈每日泌出的乳汁中，水分的重量在750毫升以上。所以，新妈妈要通过进食和饮水摄入充足的水分。要在膳食上保证水分供应，可以选择新妈妈喜欢的鲜汤：鱼汤、骨头汤、肉汁、蔬果汁、豆汁等，还有牛奶以及各种口味的粥，都是不错的选择。从各种营养需求上综合来说，牛奶是哺乳期最好的食品。

哺乳期新妈妈的基本膳食构成可以包括谷类、乳类、蛋类、蔬菜类、水果类以及肉类，肉类不充裕时可用豆类代替。

哺乳期新妈妈如何获得营养

♛ 新妈妈需要的各种营养成分从哪来

蛋白质可以从以下食物获得：瘦肉、鱼、蛋、乳和家禽类如鸡、鸭等都含有大量的动物蛋白质；花生、豆类和豆制品如豆腐等含有大量的植物蛋白质。

脂肪可以从以下食物获得：肉类和动物油含有动物脂肪；豆类、花生仁、核桃仁、葵花子、菜籽和芝麻中含有植物脂肪。

糖类可以从以下食物获得：所有的谷物类、白薯、土豆、栗子、莲子、藕、菱角、蜂蜜和食糖中含有大量的糖类。

矿物质可以从以下食物获得：油菜、藻菜、芹菜（尤其是芹菜叶）、雪里蕻、荠菜、莴苣和小白菜中含有铁和钙较多；猪肝、猪肾、鱼和豆芽菜中的含磷量较高；海带、虾、鱼和紫菜等含碘量较高。

♛ 新妈妈需要的各种维生素从哪来

● **维生素A** 鱼肝油、蛋、肝、乳都含有较多的维生素A；菠菜、荠菜、胡萝卜、韭菜、苋菜和莴苣叶中含胡萝卜素量较多。胡萝卜素在人体内可以转化成维生素A。

● **B族维生素** 小米、玉米、糙米、麦粉、豆类、肝和蛋中都含有大量的B族维生素，青菜和水果中也富含B族维生素。

● **维生素C** 各种新鲜蔬菜、柑橘、橙、柚、草莓、柠檬、葡萄、苹果、番茄中都含有维生素C，尤其鲜枣中含量高。

● **维生素D** 鱼肝油、蛋类和乳类中含有一定量的维生素D，但人体所需的维生素D大部分来自于晒太阳。

♛ 哺乳期新妈妈怎么保证能量需求

哺乳期新妈妈需要比以前多吃一点才能保证能量需求。尽量选择营养丰富的食物，如一片全麦面包、一匙（约16克）花生酱、一根香蕉、一小瓶（约250克）脱脂酸奶。

♛ 哺乳期新妈妈怎么保证水分需求

哺乳期新妈妈保持充足的水分非常重要，在感到口渴前就要经常喝水，如果尿液呈暗黄，则需要喝更多水。新妈妈喂奶时可以在手边放一杯水，或者保证一天至少喝八杯水。

喝果汁和含糖的饮品时需谨慎，糖分摄入过多会发胖，体重会很难恢复到怀孕以前。喝咖啡也要慎重，每天控制在1杯以下（一杯=240毫升），否则乳汁中的咖啡因可能影响宝宝睡眠。

哺乳期新妈妈在饮食上要特别注意什么

♛ 哺乳期新妈妈的饮食要不要做特殊安排

哺乳期新妈妈并不需要刻意制定特殊的饮食搭配，只要保持健康的饮食，就能保证母乳的泌出量。

可以适当注意谷物、蔬菜和水果的多样化。新妈妈多样化的饮食会使乳汁的口味有所变化，这种口味上的不同也能为宝宝今后接受不同味道的辅食，乃至断奶后养成不挑食的好习惯打下好基础。

蔬果务必洗净后才吃，严格防止摄入农药残渣。

医生通常会建议哺乳期新妈妈继续服用孕期用的维生素片，以保证宝宝摄入所有必需的维生素。新妈妈补充维生素可以持续到断奶为止。

♛ 哺乳期新妈妈有哪些饮食禁区

● **酒精** 哺乳期新妈妈禁止喝酒。如果喝了酒，需要等到酒精完全排出体外后才能授乳。一般来说，喝下350毫升5度的啤酒、150毫升11度的红酒、50毫升40度的烈酒，需要2～3小时才能排净（体重不同的人会有差异）。喝酒后，要将含酒精的乳汁排空。要注意的是，排空乳汁并不会加快酒精的排出。

● **咖啡因** 新妈妈每日摄取含咖啡因的饮品不宜过多，否则乳汁中的咖啡因会影响宝宝睡眠。

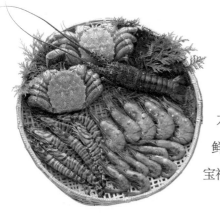

● **鱼类**　海鲜是很好的蛋白质和OMEGA-3不饱和脂肪酸（含DHA）的来源，然而大多数海鲜中会含有汞，吸入含汞的乳汁有可能会影响宝宝神经系统的发育。

如果新妈妈想吃海鲜，可以适量选择低汞的海鲜，如虾、三文鱼、金枪鱼罐头和鲶鱼等。汞含量高的海鲜如鲨鱼、箭鱼、鲭鱼、方头鱼等，尽量别碰。

♛ 素食的哺乳期新妈妈要注意什么

新妈妈如果是素食者，在哺乳期尤其要注意选择合适的食物，以满足自身和宝宝摄取充足营养的需要。

首先，要注意选择高铁、高钙、高蛋白质的食物，豇豆、扁豆、浓缩麦片、全麦制品、深色绿叶蔬菜、水果干等都是富含铁质的食品。同时，多吃富含维生素C的食物，如草莓、柑橘、甜椒、番茄等，有助于铁质的吸收。

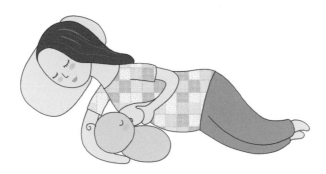

蛋类、奶制品、大豆类，以及肉的替代物如豆荚、扁豆、坚果、籽类和全麦制品，是可以保证蛋白质的食品。

奶制品、深色绿叶蔬菜是可以保证钙质的食品，其他富含钙质的食物还有麦片、豆奶、大豆、酸奶和豆腐等。

其次，要适当添加维生素B$_{12}$补充剂。维生素B$_{12}$对宝宝的脑部发育十分关键，但维生素B$_{12}$几乎只能通过动物类食物摄取，从素菜中很难得到补充，因此营养师会建议素食的新妈妈补充维生素B$_{12}$。

再次，要添加维生素D补充剂。宝宝需要通过维生素D来吸收钙和磷，缺乏维生素D，宝宝可能会得佝偻病或者骨质疏松。素食中很少含有维生素D，如果素食的新妈妈太阳晒得足够多，就不需要额外补充维生素D了，否则应考虑补充。

♛ 哺乳期新妈妈吃哪些食物会引起宝宝过敏

如果喂奶后，宝宝看上去不舒服，或开始出现皮疹、腹泻、充血等症状，可能是食物过敏，请立即就医。

如果怀疑宝宝是因为新妈妈吃了某种食物导致焦躁、易怒情绪，新妈妈可以停止进食这种食品，然后观察一下宝宝的情绪是否好转。有的新妈妈认为不能吃辣的，不能吃容易让人排气的食物，如洋葱、卷心菜等，认为这些食物会导致宝宝过敏，但研究表明此说并不具有普适性。

一般来说，以下食物容易使宝宝过敏：牛奶、鸡蛋、花生、木本坚果（树坚果）、小麦、大豆、鱼。为了确认新妈妈的饮食和宝宝的反应之间是否有关系，可以把新妈妈的饮食记下来，把宝宝的反应和行为也记下来，并一种种停吃，观察宝宝的症状有无改善，通过排除法确认致敏食物。

Chapter

2

听营养师说说，月子里到底该怎么吃

产后新妈妈饮食原则

据营养医生推荐，新妈妈产后饮食应以精、杂、稀、软为主要原则。

♛ 精是指量不宜过多

产后过量的饮食除了会让新妈妈的体重增加外，对产后的恢复并无益处。如果是母乳喂养宝宝，奶水很多，食量可以比孕期稍增，但最多增加1/5的量；如果奶量正好够宝宝吃，则与孕期等量即可；如果没有奶水或是不准备母乳喂养，食量和非孕期差不多就可以了。

♛ 杂是指食物品种多样化

产后饮食虽有讲究，但忌口不宜过，荤素搭配还是很重要的。进食的品种越丰富，营养越平衡、越全面。

♛ 稀是指水分要多一些

乳汁的分泌是新妈妈产后水的需要量增加的原因之一，此外，新妈妈大多出汗较多，体表的水分挥发也大于平时。因此，新妈妈饮食中的水分可以多一点，如多喝汤、牛奶、粥等。

♛ 软是指食物烧煮方式应以细软为主

新妈妈的饭要煮得软一点，少吃油炸的食物，少吃坚硬的食物。因新妈妈产后体力透支，很多人会有牙齿松动的情况，过硬的食物一方面对牙齿不好，另外一方面也不利于消化吸收。

哺乳期不宜节食

当新妈妈们完成了分娩，令她们高兴的事情除了能看见自己的宝宝外，还有一件就是终于可以把自己身上的肥肉减下去了，然而有些新妈妈采取的办法是节食。节食减肥对于普通肥胖人群是最基本的方法，但对于哺乳期新妈妈来说并不合适。

首先，新妈妈在分娩结束后要进行母乳喂养，不应该减肥。新妈妈在妊娠期体重会有所增加，但增加的多是水分和脂肪。在哺乳期，这些水分和脂肪会转化成乳汁，而且仅有这些还不够，还需要新妈妈从食物中摄取新的营养，以补充哺乳所需要的营养。为了保证哺乳需要，新妈妈要多吃富含钙质的食物，多吸收热量。如果新妈妈在这个时候减肥，将会影响到乳汁的分泌量，间接给宝宝的健康带来隐患。

其次，此时节食减肥很不可取。新妈妈在产后正是身体虚弱的时候，节食只会让情况更加糟糕。新妈妈应该摄取足量的营养，只有这样才能保证身体源源不断地为宝宝提供乳汁。

总之，新妈妈想改变自己臃肿的身材，可以等宝宝添加辅食以后或哺乳期过了再进行。

对新妈妈有益的食物

♛ 鸡蛋

营养丰富，蛋白质含量高，而且还含有卵磷脂、卵黄素及多种维生素和矿物质，容易消化，适合新妈妈食用。

👑 红糖

红糖与白糖同属蔗糖，但红糖没有经过精制，保留了一些甘蔗中天然存在的营养物质。白砂糖中99.9%是碳水化合物，其他物质含量极少。而红糖含96.6%的碳水化合物，此外含有一定量的维生素和微量元素，以及甘蔗中存在的抗氧化成分。传统观点认为，红糖有补血生乳、暖宫的作用，是新妈妈常选的食物。

👑 汤类

新妈妈在生产过程中会大量出汗，宝宝出生后又要进行母乳喂养，这都需要新妈妈补充水分。汤类可以为新妈妈补充所需的水分和盐分。同时在煲汤过程中，肉类中的一些小分子水溶性物质如氨基酸、核苷酸、肌醇等会进入汤中，使汤的味道鲜美，增加新妈妈的食欲。

👑 小米

小米含有丰富的B族维生素、胡萝卜素和膳食纤维。是我国最常见的粗粮，也是传统的月子主食。小米粥可以为新妈妈补充水分、能量，并促进肠道蠕动，增进食欲。

👑 莲藕

莲藕中含有较多的淀粉，可以为新妈妈提供能量。除此之外，莲藕还富含膳食纤维、维生素、矿物质等宝宝和妈妈必需的营养元素。中医认为，莲藕有清瘀的作用，可以促进产后妈妈尽快排出恶露。

👑 黄豆芽

黄豆中含有较高的蛋白质和不饱和脂肪酸、膳食纤维等营养物质。发芽后维生素C的含量大大增加。产后用黄豆芽与鱼一起炖汤，是我国传统的哺乳期催乳食物。

♛ 黄花菜

黄花菜中含有较多的胡萝卜素、膳食纤维、铁等营养物质。营养丰富，味道鲜美，炒食、做汤皆宜。传统观点认为，黄花菜具有通乳的作用，新妈妈可以经常选用。

♛ 海带

海带是经典的高碘食物，产后新妈妈缺碘对宝宝的身体发育和智力发育会造成不可逆转的损害，所以应注意摄入足够的碘。除了使用碘盐外，适量选用海带也是补充碘的一个重要方面。海带中的碘属于天然食物中的碘，其吸收率及安全性更好些。

新妈妈消化不良的原因及对策

一般情况下，新妈妈卧床时间较长，运动少，容易产生消化不良的现象。

为防止出现消化不良，新妈妈要注意饮食结构的平衡，荤素搭配合理。饮食要做到少食多餐，饭菜要细软，以利于新妈妈的消化吸收。蔬菜水果中富含纤维素和果胶，可以帮助肠道蠕动。不能食用辛辣刺激性食品。必要时，还可服用助消化的药物，如多酶片、乳酶生等。新妈妈在身体条件允许的情况下，应适当下床活动，以帮助食物的消化吸收。

剖宫产新妈妈饮食法则

相对于顺产，剖宫产要经过麻醉、开腹等手术过程，失血过多，营养流失严重，所以剖宫产妈妈要更注意饮食。一般来讲，剖宫产手术后的6个小时内不宜进食，6个小时以后，也只是喝一些顺气的东西，比如萝卜汤，以加强肠胃的蠕动，促进排气，以期尽早实现大小便通畅。而鉴于剖宫产新妈妈的特殊体质，糖类、黄豆、豆浆、淀粉等容易发酵、产气多的食物要少吃或不吃。

在新妈妈顺利排气之后，可以改吃一些流质食物，粥是首选，面条、蛋汤也可以，之后慢慢恢复成正常饮食。但需要注意的是，鸡汤、鲫鱼汤这类油腻的催乳食物，不适合立即食用，要等到一周后，才可渐渐增加滋补类食物。

Chapter

3

产后饮食宜忌，你吃对了吗

鸡蛋不宜做主食

鸡蛋中含有丰富的营养物质，包括钙、磷、铁、蛋白质、脂肪、卵磷脂等。由于鸡蛋的营养成分诸多，有些新妈妈就用鸡蛋作为主食，抛弃了原本的米饭、馒头。殊不知，鸡蛋的营养虽然丰富，但身体的吸收量有限，吃再多也不能让身体迅速恢复到未孕之前；而且鸡蛋的营养种类有限，不能为新妈妈提供全面的营养；另外，过多地食用鸡蛋还会引起消化功能紊乱。新妈妈应该多吃易消化、多种类、营养丰富的食品。

新妈妈过量饮茶的弊端

中国的茶文化源远流长，有些人十分爱喝茶，而且爱喝浓茶。对于新妈妈来说，过多地喝茶会造成很多不良的影响。

分娩及产后恶露会导致新妈妈体内流失过多的血液，因此，在产褥期要多进食可以补血的食物，但茶水却会起到相反的作用。茶叶中含有一种叫鞣酸的物质，它会与人体内的铁元素相结合，阻碍肠道对铁的吸收。而铁元素恰恰是制造血红蛋白的基本元素，过量喝茶有可能导致新妈妈出现贫血现象，或加重贫血的程度。

茶叶中含有的咖啡因会导致新妈妈精神兴奋、入睡困难，从而缩短了新妈妈的休息时间，还会影响宝宝的睡眠。

新妈妈不应急补人参

有些新妈妈在分娩结束后，为了尽快弥补自己身体中流失的营养，就用人参进补，怎料不仅不起作用，反而加重了产褥期的症状。这到底是怎么回事呢？

人参确实是滋补佳品，能快速补充身体内所缺失的营养，但进补的时间也要掌握好。分娩结束后就用人参进补，反而会适得其反。

对于产后急需恢复的新妈妈来说，要慎用人参。人参中含有的某些成分会导致新妈妈产生兴奋的感觉，精力旺盛之余还会烦躁、心神不宁，休息不好而影响宝宝。人参具有强劲的补血功效，服用过早过多，会导致血液循环加快，未愈合的伤口出现红肿，且不利伤口愈合，也会使恶露明显增多，且持续时间长。人参这种大补的药材最好在产后2～3周食用。如果产后出现气虚现象，可以每天服用3～5克。如果只是为了滋补身体，只要注重日常的饮食均衡就足够了，没必要食用人参。

产后不宜立即大量喝汤

大家都知道喝汤催乳，很多新妈妈生产后立即开始大量喝汤。其实这样做未必合适。新生的宝宝胃容量非常小，正常足月新生儿第一天的总奶量约为150毫升，第二天约为300毫升，第三天约为450毫升。同时妈妈的乳汁分泌量也很少，如果此时大量喝汤催乳，会导致胀奶，过多的奶水会淤滞于乳腺导管中，造成乳房胀痛甚至发生乳腺炎，既造成妈妈的痛苦，也会影响哺乳。所以产后不宜过早催乳。妈妈可以先少量喝汤，然后逐渐增加喝汤的量，在分娩一周后基本达到正常量，以适应宝宝进食量渐增的需要。

公鸡汤、母鸡汤，都可以喝

现在有一种说法认为，产后吃老母鸡会造成回乳。理由是分娩后，新妈妈血液中雌激素与孕激素水平大大降低，泌乳素水平升高，才促进了乳汁的形成。而母鸡肉中含有一定量的雌激素，因此，产后立即吃老母鸡会使新妈妈血液中雌激素的含量增加，抑制泌乳素的效能，从而导致新妈妈乳汁不足，甚至回奶。而公鸡肉中含少量雄激素，雄激素具有对抗雌激素的作用，所以新妈妈产后立即吃清蒸的公鸡则有利于乳汁的增加。这种说法从科学角度来说有些牵强，且尚无令人信服的证据支持。母鸡及公鸡体内的激素都微不足道，不足以影响新妈妈的激素水平。所以各种鸡汤都是可以选用的。

新妈妈能不能吃盐

传统的观念认为，新妈妈在产褥期不应该吃盐，因为吃盐会导致宝宝患上尿布疹，这是一个极大的理解误区。宝宝患上尿布疹其实是由于宝宝的皮肤娇嫩，极易被细菌侵袭，再加上被尿布包裹的小屁屁总是潮湿的，细菌容易滋生。这与新妈妈是否吃盐没有任何关系。如果人不吃盐或是少吃盐，体内钠元素的含量就会明显不足，可能出现头晕、恶心、四肢无力的症状。

新妈妈忌过量食用味精

味精的主要成分为谷氨酸钠，在超过100℃以上的高温中烹调时，一部分谷氨酸钠就会转化为有害的焦谷氨酸钠，通过乳汁影响宝宝的健康。也有人认为大量味精会对宝宝的智力造成一定损害，理由是谷氨酸钠易与锌结合成为不易溶解的谷氨酸钠锌，从而减少身体对锌的吸收，有可能使宝宝缺锌。但实际上，作为调味品使用的味精用量很少，不会让体内的锌大幅度减少。但味精作为一种人工鲜味剂，不会给宝宝和妈妈带来营养上的益处。另外，摄入太多味精也会影响宝宝的味觉，使宝宝在添加辅食时不太容易接受清淡的食物。所以哺乳的新妈妈最好还是避免多用味精。

产后远离巧克力

新妈妈在产后需要给新生儿喂奶，如果过多食用巧克力，巧克力中所含的可可碱会进入母乳，并通过哺乳进入宝宝体内，损害宝宝的神经系统和心脏，并使宝宝肌肉松弛，排尿量增加，导致消化不良、睡眠不稳、哭闹不停等。另外，常吃巧克力会影响新妈妈的食欲，造成身体所需的营养供给不足。因此，新妈妈产后不宜多吃巧克力。

催乳汤要不要喝

绝大多数乳汁分泌量较少的女性都会在产后饮用催乳汤。为了能尽快地分泌乳汁，她们往往在产后第一天就开始饮用了，而且量特别大。在这里要提醒新妈妈们，喝催乳汤也是有讲究的，开始饮用的时间、饮用的剂量都需要注意，只有遵循一定的原则，才能健康、有效地分泌出更多的乳汁。

● **时间** 对于开始饮用催乳汤的时间，新妈妈要视自己的情况而定。在宝宝刚刚分娩出来后，新妈妈会分泌初乳，它的营养价值是最高的，这时泌乳量还没有到达顶峰，可以让宝宝反复吮吸乳头，看乳汁的分泌量会不会有所增加，3天内如果没有变化，就要开始饮用催乳汤了。如果新妈妈通过宝宝的吮吸，泌乳量有所增加，可以暂时不饮用。

● **饮用量** 新妈妈饮用催乳汤的量也要视自己的情况而定。如果新妈妈营养良好，身体比较健康，初乳的分泌量较正常，可以视情况减少饮用量，时间方面也可以往后拖延。因为过多过早地饮用催乳汤会导致乳汁分泌量大增，宝宝吃不完，就会致使乳汁积聚在乳腺内，严重时会使乳房出现肿块。反之，则要求新妈妈早些饮用催乳汤，以免小宝宝的"饮食"出现问题。此外，催乳汤属于高热量食物，饮用过多会导致消化不良，所以要适可而止。

水果能不能吃

新妈妈的身体气血虚，为了更好地修复，最好多吃肉、蛋、鱼等营养丰富的食品，但水果和蔬菜作为维生素最多的食物也是必不可少的。水果里含有丰富的维生素和膳食纤维，助消化，对产后便秘有很好的缓解作用。但吃水果有几个方面需要注意：首先，要选择新鲜的水果；其次，不能吃过凉的水果；最后，要确保水果的干净，防止产褥期腹泻。在吃完水果之后，最好要及时漱口，保持牙齿健康。

Chapter

4

6阶段健康月子餐，
42天重塑身体机能

1～7天，活血化瘀餐

炖鳗鱼

原料

鳗鱼1条，当归、黄芪、红枣各15克，料酒、盐各适量。

做法

鳗鱼洗净，切段备用。砂锅中放入鳗鱼段、当归、黄芪、红枣、料酒、盐和适量清水，炖煮50分钟，待鳗鱼熟烂即可。

温馨小提示：鳗鱼含有丰富的蛋白质、维生素A、维生素E及多量的钙，含有23%的脂肪，其中长链多不饱和脂肪酸的含量较高。鳗鱼具有补虚活血、祛风明目的疗效，其蛋白质含量丰富，适合新妈妈坐月子食用。

芡实山药核桃粥

原料

芡实粉、山药各30克，核桃肉（打碎）15克，红枣（去核）7颗，白糖适量。

做法

山药洗净，放入蒸锅中，蒸熟，去皮，切丁。将芡实粉用清水搅匀，打糊，放入沸水中搅拌。山药丁入锅，加核桃肉、红枣煮熟，加白糖调味即可。

蘑菇海米冬瓜汤

原料

冬瓜100克，水发海米、蘑菇各50克，盐3克。

做法

冬瓜去皮、瓤，切成薄片。海米用温水泡发好。蘑菇洗净切丝，与海米、冬瓜片一起入锅加水1000毫升同煮，将熟时加盐调味即可。

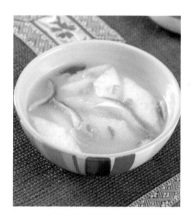

玫瑰枸杞粥

原料

枸杞子10克，粳米100克，干玫瑰花15克。

做法

干玫瑰花洗净，用清水泡半小时备用。将粳米淘洗干净，倒入锅内，加适量水，大火煮沸，转小火继续熬煮20分钟。枸杞子洗净，放入锅中，继续煮15分钟。将泡好的玫瑰花放入粥中搅匀，继续煮10分钟即可。

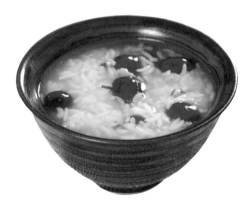

花生红枣糯米粥

原料

糯米200克，花生60克，红枣5颗，红糖适量。

做法

将花生、红枣洗净，砂锅内加入适量清水，将花生煮烂。然后倒入淘洗干净的糯米和适量水，烧沸后加入红枣，再改用小火煮至米烂成粥，加入红糖调匀，出锅即可。

温馨小提示：本品具有健脾补血、养心健脑的功效。糯米具有补中益气、健脾养胃、止虚汗之功效；花生具有健脾、润肺、和胃、养心等作用，并有抗衰老作用；红枣能补养心脾、养血安神。花生与红枣同用，更增强其健脑益智作用。

黄芪山药粥

原料

黄芪30克，山药、薏米各60克，盐、味精各适量。

做法

黄芪洗净，切片，加水煎汁，去渣取汁500毫升；山药洗净，切片备用。将薏米放入黄芪汁中煮至粥将熟时，放入山药片，继续煮至粥熟，加入盐、味精调味即可。

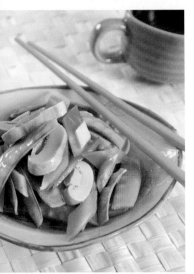

蘑菇炒刀豆

原料

蘑菇450克，鲜刀豆荚150克，胡萝卜80克，川椒、盐、味精、姜片、香油、植物油各适量。

做法

将川椒在锅里小火焙至酥脆，倒在砧板上碾碎成川椒末。蘑菇洗净沥干；鲜刀豆荚撕掉筋脉，洗净；胡萝卜去皮，切片。炒锅放大火上，加入植物油烧热，煸姜片，倒入蘑菇、胡萝卜片炒片刻，调入盐，加水烧5分钟，再入刀豆荚烧3分钟，调入味精，淋香油颠翻装盘，撒入川椒粉即可。

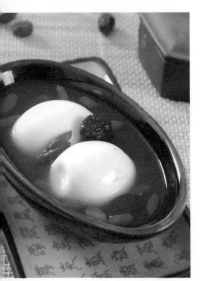

枸杞红枣鸡蛋汤

原料

枸杞子15~30克，红枣6~8颗，鸡蛋2个。

做法

枸杞子放入凉水中清洗备用。红枣用清水洗净。鸡蛋放入水中煮熟后去壳。将枸杞子、红枣加水同煮半小时，放入去壳的鸡蛋即可。

8～14天，补肾养腰餐

糯米山药粥

原料

续断、杜仲、菟丝子（布包）、桑寄生各25克，糯米50克，山药20克。

做法

将续断、杜仲、菟丝子（布包）、桑寄生以水煮，去渣取汁。下糯米及捣碎的山药共煮为粥即可。

木耳枣米粥

原料

黑木耳5克，粳米100克，红枣50克，冰糖适量。

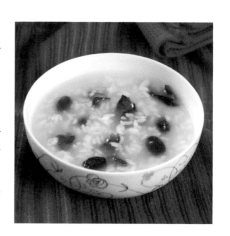

做法

先将黑木耳用温水泡发，洗净，去其根并撕成小瓣。粳米、红枣洗净备用。然后将黑木耳、粳米、红枣一同入锅，加水适量，大火煮沸后改小火煨至木耳、粳米熟软。加入冰糖，稍煮片刻即可。

清蒸附片鱼

原料

鲜乌鱼700克，附片15克，茯苓10克，泽泻6克，水发香菇100克，猪网油1张，盐5克，味精2克，料酒40克，葱段40克，姜片20克，清汤1000毫升，胡椒粉3克。

做法

将附片、茯苓、泽泻烘干研成末（中药末）；乌鱼处理干净，焯水后斩成长4厘米的段放碗内备用。将盐、料酒、中药末、胡椒粉和鱼调匀浸渍入味。将香菇切成薄片。猪网油洗净晾干水分，铺在碗底。放入香菇、鱼块、姜片、葱段、清汤300毫升，蒸熟。将鱼块翻扣于汤碗内，揭去网油，将原汁滗入锅中。加入剩余清汤、味精调味，将锅中调好的汤倒入汤碗内即可。

芹菜炒鳝丝

用法及宜忌：鳝鱼不宜与南瓜、菠菜、红枣同食。

原料

鳝鱼250克，芹菜、洋葱、水发玉兰片各15克，酱油、黄酒、白糖、味精、水淀粉、香菜、高汤、植物油、胡椒粉、盐各适量。

做法

将鳝鱼宰杀去骨，切成细丝；芹菜、洋葱、水发玉兰片洗净，切成长细丝。将植物油倒入炒锅中，在大火上烧热，放入鳝鱼丝，煸炒半分钟，再

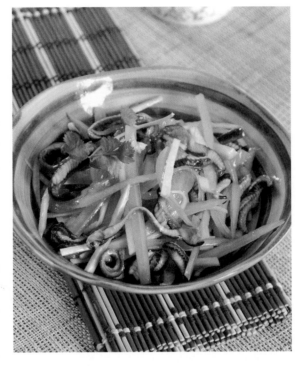

放入芹菜丝、洋葱丝和玉兰片丝，炒约10分钟，迅速盛出。接着炒锅内加植物油，大火烧热，放入刚捞出的各种原料，炒匀，放入酱油、黄酒、白糖、味精、盐、胡椒粉、高汤、水淀粉，再连续翻炒几下，盛出，用香菜点缀即可。

清汤燕窝鸽蛋

原料

干燕窝30克，奶汤1500毫升，鸽蛋10个，鸡清汤250毫升，熟火腿丝6克，料酒、盐、植物油各适量。

做法

将干燕窝择去毛，拣去杂质，保持燕窝的完好。将鸽蛋放瓦钵内加水淹浸，加盖用纱布密封，用中火蒸熟取出，放入凉水中冷却，剥去蛋壳。将锅烧热，入植物油烧热，烹料酒，加入鸡清汤和盐，烧沸后将燕窝用漏勺盛着放入锅内煨5分钟，取出后用洁净的毛巾吸干水分，放在清汤中间，排列整齐。把鸽蛋镶在燕窝四周，熟火腿丝放在燕窝上面。将锅洗净放在火上，加入奶汤烧至微沸后，撇去汤面浮油，从燕窝边轻轻倒入，保持燕窝外形完美。

芪杞炖鸽子

原料

黄芪、枸杞子、当归各20克，鸽子1只，盐、味精各少许。

做法

将鸽子处理洗净，放入炖盅内，加入黄芪、枸杞子、当归。将炖盅放入锅中，隔水炖熟。加入适量盐、味精调味即可。

温馨小提示：枸杞子具有补肾精、清热、明目的功效，对特异性、非特异性免疫功能均有增强作用；还有免疫调节、抗肿瘤、抗氧化、抗衰老的作用。黄芪为补气要品，能够补中益气、补肺健脾；鸽子是滋肾之品，含有丰富的泛酸，对脱发、白发和未老先衰等都有很好的疗效。四物同食，更能加强补虚益气、滋肝肾、强体力的功效，对于身体有很好的补益作用，适用于气虚、体倦、乏力之人。

杞子鱼胶炖田鸡

原料

田鸡400克，鱼胶50克，鲜猪腰2个，枸杞子25克，盐适量。

做法

将田鸡宰杀洗净，取田鸡腿，剔肉去骨；鱼胶用沸水浸软，剪细丝；猪腰洗净，切开，去脂膜，切片；枸杞子洗净，用清水浸泡一会儿备用。砂锅洗净，把田鸡腿、田鸡肉、鱼胶丝、猪腰片、枸杞子全部放入砂锅内，加适量沸水，盖上盖，武火煮沸后，转入炖盅内，文火隔水炖2小时，加盐调味食用即可。

韭菜炒羊肝

原料

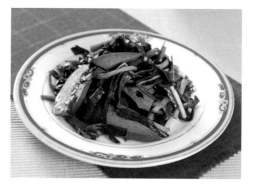

韭菜100克，羊肝120克，植物油、姜末、葱末、酱油、味精各适量。

做法

将韭菜洗净，切成小段；羊肝洗净，去筋膜，切片。起锅加植物油烧热，先下葱末、姜末，炒出香味，加入羊肝片略炒，再入韭菜段和酱油，用大火急炒至熟，加味精即可。

15～21天，养血健体餐

小黄米母鸡粥

原料

老母鸡（4～5年以上）1只，红壳小黄米250克，红枣20颗。

做法

将母鸡宰杀，去毛及内脏。用母鸡煮汤。捞出鸡肉不用，在鸡汤中加入红壳小黄米、红枣煮粥即可。

温馨小提示：鸡汤可以使新妈妈虚寒的体质得到调养。

西洋参红枣粥

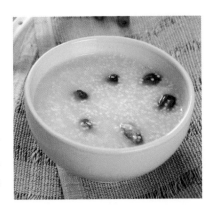

原料

西洋参3克，红枣10颗，粟米100克。

做法

先洗净西洋参，置清水中浸泡一夜，切碎备用；红枣浸泡一会儿，洗净。将西洋参、红枣、粟米及浸泡了西洋参的清水一起倒入砂锅内。再加适量清水，文火熬60分钟即可。

牛奶炖花生

原料

花生仁100克，枸杞子20克，银耳10克，牛奶1500毫升，红枣10颗，冰糖适量。

做法

将银耳、枸杞子、花生仁洗净。锅上火，放入牛奶，加入银耳、枸杞子、花生仁、红枣、冰糖煮至花生仁烂熟即可。

温馨小提示：花生补脾胃、养血增乳；枸杞子、银耳养阴丰乳；牛奶可直接补充乳汁并丰胸。花生还具有强化表皮组织及防止细菌入侵的功效，可预防皮肤老化、湿疹、癣等皮肤病。

芪枣莲子粥

原料

生黄芪、莲子肉各30克，红枣6颗，大米100克，红糖2大汤匙。

做法

将生黄芪用清水洗净，切薄片；红枣用清水洗净然后除去核；大米用清水淘洗干净。将大米、黄芪、莲子肉、红枣同放锅内，加适量水，置旺火上烧沸，再用小火煮40分钟，出锅时再加红糖调味即可。

黄蘑炖小鸡

原料

小鸡1只，水发黄蘑、油菜各少许，盐、味精、花椒水、肉汤、姜块、葱段、大料、植物油各适量。

做法

将鸡洗净，剁成方块；黄蘑洗净，大的用手撕开；油菜洗净，切成段。锅内放水烧沸后，将黄蘑放入沸水烫透，捞出，沥净水分；锅内另放水烧沸，将鸡块放入焯出血味，捞出，沥净水分。锅内放少量油烧热，用葱段、姜块炝锅，放入肉汤，加鸡块、黄蘑、花椒水、大料、盐，烧沸后放在小火上，鸡肉炖烂时加油菜、味精，再炖2~3分钟，取出大料、葱段和姜块，盛入碗内即可。

兔肉补虚汤

原料

兔肉120克，党参、山药片、红枣各30克，枸杞子15克，盐适量。

做法

将兔肉洗净，切块。兔肉入砂锅中，加入党参、山药片、枸杞子、红枣，加适量水，煮至肉熟透，加盐调味即可。

温馨小提示：本品补气养血。兔肉滋阴凉血、益智健脑；党参补中益气、生津；山药补脾止泻、补肾收摄；红枣为健脾益气、养血安神的佳品。几味同用，有很好的补益气血的作用。

22～28天，强壮骨骼餐

芡实茯苓粥

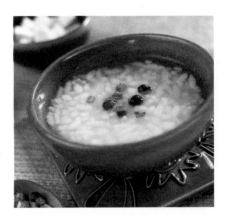

原料

芡实15克，茯苓10克，大米50克。

做法

大米淘洗干净。芡实、茯苓捣碎，加适量水，熬至软烂。加入大米，继续煮烂成粥即可。

老鸭炖猪蹄

原料

老鸭1只，猪蹄1对，香葱1根，生姜1块，花椒少许，料酒、盐各适量。

做法

老鸭洗净，切成小块，放入沸水锅中氽2分钟捞出，沥去血水备用。猪蹄刮尽毛垢，洗净，劈为2块；生姜洗净，切片；香葱洗净，切小段。锅内放适量清水，将鸭块与猪蹄同入锅内，先用大火烧沸，撇去汤面上的浮沫，然后投入姜片、葱段、料酒、花椒，用小火炖约2小时，至猪蹄与鸭块均脱骨，放入盐调味即可。

肉焖蚕豆瓣

原料

猪肉150克，蚕豆瓣350克，盐、料酒、植物油、胡椒粉、鲜汤、味精、水淀粉各适量。

做法

蚕豆瓣洗净；猪肉洗净，切成片。锅置火上，放入植物油，将肉片炒松散，放入蚕豆瓣同炒1分钟，加入鲜汤、胡椒粉、味精、料酒，加盖焖约5分钟，淋入水淀粉勾芡，加适量盐调味即可。

温馨小提示：此菜味道鲜美，营养丰富，产后食用可以帮助恢复体能，提高免疫力。

莲子炖猪肚

原料

净猪肚1个，去芯莲子30克，盐、姜丝、葱丝各适量。

做法

莲子泡发备用。将猪肚放入沸水中大火氽烫，撇净浮沫，捞出沥干水分，切成条。将猪肚条、发好的莲子、葱丝、姜丝放入清水中，先大火煮沸，再用小火炖约2小时，放盐调味即可。

黑豆炖猪蹄

原料

猪蹄500克，黑豆200克，枸杞子、葱段、姜片、盐、胡椒粉、味精各适量。

做法

将猪蹄处理洗净，放入沸水锅中焯去血水备用。用温水将黑豆略泡后洗净备用。将猪蹄、黑豆、枸杞子一起入锅中，放入葱段、姜片，倒入清水，大火煮沸后，转小火炖至猪蹄软，拣去葱、姜不用。调入适量盐、胡椒粉、味精，炖至入味即可。

杞根肉苁蓉羊脊骨汤

原料

羊脊骨1副，生枸杞根1000克，肉苁蓉50克。

做法

将生枸杞根切成细片，放入锅中，加水5000毫升，煮取1500毫升药汁。将羊脊骨洗净，在沸水锅中焯一下，捞出洗净，剁块，放入砂锅中，加入适量清水，加入熬成的枸杞根液及肉苁蓉，文火煨炖至软烂即可。

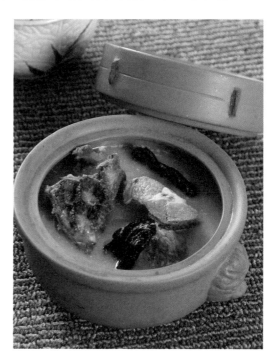

黄芪瘦肉汤

原料

黄芪50克，红枣10颗，槐花10克，附片6克，猪瘦肉150克，生姜6克，盐、花椒、大蒜、葱段、酱油、味精各适量。

做法

将猪瘦肉去筋膜，洗净切丝；黄芪、红枣、槐花、附片用纱布包好，与猪瘦肉、生姜、花椒、大蒜、葱段一同放入砂锅内，加适量清水煮，先用武火烧沸，转文火炖至熟烂后，加入盐、酱油、味精调味即可。

29～35天，催奶下乳餐

催奶汤

适合产后长期无乳汁分泌或乳汁分泌过少的新妈妈。

用法：连服3天。

原料

北芪、通草各15克，当归6克，穿山甲8克，王不留行10克，佛手10克，猪蹄250克或章鱼100克。

做法

先把北芪、通草、当归、穿山甲、王不留行、佛手用纱布包起来，将纱布包放在清水里浸半小时以上。将猪蹄或章鱼洗净，连同中药包一起放入砂锅，煲约2小时，捞出中药包后调味食之。

温馨小提示：北芪有补气与强身的作用，有利于恶露下行、子宫复旧。北芪配当归能补气生血，可治产后气虚血亏。通草有通气下乳的功效。穿山甲、王不留行具有活血通经的功效。佛手有宽胸、理气、和胃之功能。诸药与猪蹄同煮，具有通络下乳、软坚散结、改善乳房的血液循环、促进乳汁分泌的功能。

奶油鲫鱼

原料

鲫鱼1条，熟火腿2片，豌豆苗15克，笋片25克，高汤500毫升，植物油、味精、料酒、盐、葱段、姜片各适量。

做法

鲫鱼洗净，用刀在鱼背上每隔1厘米宽剞出刀纹，把鱼放入沸水锅中汆一下捞出，洗净，去腥。锅置火上，倒油烧至七成热，放入葱段、姜片爆出香味，放入鲫鱼略煎，翻身，洒入料酒略焖，随即放入高汤、适量清水和少许植物油，盖牢锅盖滚3分钟左右，调至中火焖至鱼熟，放入笋片、盐、味精，大火烧至汤呈乳白色，加入豌豆苗略滚。将笋片、熟火腿片放在鱼上面，豌豆苗放两边即可。

鲜鲤鱼汤

原料

鲤鱼1条，料酒、盐、姜片各少许。

做法

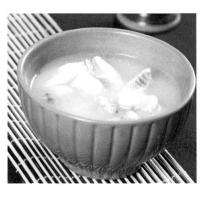

鲤鱼去鳃及内脏，洗净，切段，放入沸水中汆烫。锅内倒水烧沸，放入鱼段、姜片、料酒和盐，转小火煮15分钟至鱼熟即可。

温馨小提示：鲤鱼素有"家鱼之首"的美称。鲤鱼肉含丰富蛋白质、铁质、钙质以及多种维生素。鲤鱼汤可帮助促进乳汁分泌。

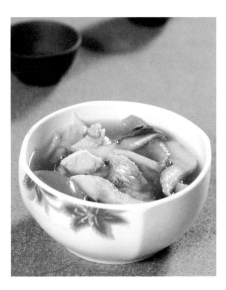

排骨蘑菇汤

原料

排骨200克，鲜蘑菇片、番茄片各50克，料酒、盐、味精各适量。

做法

排骨洗净，用刀背拍松，再敲断露骨髓后加料酒、盐腌渍15分钟。锅中加入适量清水，煮沸后放入排骨，撇去浮沫，加料酒，用小火煮30分钟。汤煮好后加入蘑菇片再煮10分钟，放入盐、味精后再放入番茄片，煮沸即可食用。

温馨小提示：此汤有排骨、鲜蘑菇、番茄，含钙、磷、铁丰富，能促进宝宝的骨质生长发育及造血功能，可以预防及治疗宝宝佝偻病、软骨症、贫血。新妈妈产后大出血者食之尤宜。

芪归炖鸡汤

原料

母鸡1只，黄芪50克，当归10克，盐、胡椒粉各适量。

做法

母鸡洗净；黄芪去粗皮、洗净；当归洗净备用。将母鸡和适量清水放入锅中，大火烧沸后撇去浮沫，加黄芪、当归、胡椒粉，用小火炖2小时左右，加适量盐调味即可。

温馨小提示：在鸡中加黄芪，以增强补气之效，加用当归以促进生血之功，且当归还有止血活血的作用，有利产后子宫复旧及恶露排出，故此汤具有益气生血、补益五脏、化瘀止血、促进母体早日康复的作用。

乌鸡白凤汤

原料

净乌骨鸡1只，白凤尾菇50克，料酒、葱段、姜片、盐各适量。

做法

锅中放清水加姜片煮沸，放入乌鸡、料酒、葱段，用小火焖煮至熟烂。鸡汤中放入白凤尾菇，加盐调味后沸煮3分钟起锅即可。

温馨小提示：乌骨鸡具有较强的滋补肝肾的功效，长期食用本汤可补益肝肾、生津养血、养益精髓，特别对产后补益、增乳有非常好的效果。

山药鱼头汤

原料

草鱼或胖头鱼1条，山药150克，豌豆苗、海带结各适量，植物油、盐、味精、胡椒粉、姜片、葱段各适量。

做法

将鱼洗净，去鳃，只要鱼头；山药去皮，洗净，切块。锅内倒油烧热后下鱼头煎至两面微黄时取出。另起一锅放入水和鱼头、山药块、海带结、姜片、葱段，大火煮沸后转小火慢熬30分钟。放入豌豆苗煮2分钟，放入盐、味精、胡椒粉调味即可。

糟鱼肉圆汤

原料

青鱼中段150克，猪肉75克，鸡蛋1个（取蛋清），豌豆苗12克，冬笋、水发香菇各30克，香糟50克，料酒、葱汁、姜汁、鸡油、盐、味精、干姜粉各适量。

做法

青鱼洗净，切成块，盛在碗内，加少量盐拌匀，腌半小时，随即将香糟用料酒调稀后，与鱼块拌匀，腌2小时；冬笋洗净，切成片；香菇去蒂洗净；猪肉洗净，剁成肉末，放在碗内，加入盐、味精、葱汁、姜汁、鸡蛋清、干姜粉拌匀备用。锅内倒入清水，将腌好的鱼块洗净，和笋片、香菇一起下锅，加入盐、味精煮沸，将拌好的肉泥做成肉圆，放入锅内，用小火滚烧5分钟，撇去浮沫，放入豌豆苗烫熟后，淋入鸡油即可。

36～42天，美白瘦身餐

白萝卜饼

原料

白萝卜、面粉各150克，猪瘦肉100克，姜、葱、盐、植物油各适量。

做法

白萝卜、姜、葱洗净，切丝，白萝卜丝用油翻炒至五成熟备用。猪瘦肉洗净，剁碎，加白萝卜丝、姜丝、葱丝、盐，调成白萝卜馅。将面粉加水和成面团，揪成面剂，擀成薄片，包入萝卜馅，制成夹心小饼。锅置火上倒油烧热，放入小饼烙熟即可。

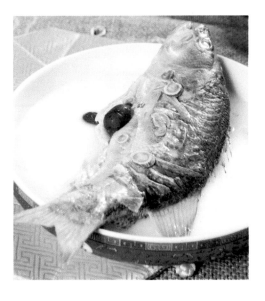

北芪红枣鲈鱼

原料

鲈鱼1条，北芪25克，红枣4颗，姜片、料酒、盐各适量。

做法

鲈鱼去鳞、内脏，洗净抹干；北芪洗净；红枣洗净，去核。将鲈鱼、北芪、红枣、姜片、料酒一同放入炖盅内，倒入沸水，隔水炖1小时，加盐调味即可。

温馨小提示：北芪补气增血、改善睡眠、润肠通便、通畅气血；鲈鱼味美清香，营养和药用价值都很高，有滋补功效。

香蕉草莓土豆泥

做法

香蕉3根，土豆50克，草莓40克，蜂蜜适量。

做法

香蕉去皮，用汤匙捣碎。土豆去皮，洗净，入锅中蒸至熟软，取出压成泥状，放凉备用。将香蕉泥与土豆泥混合，摆上草莓，淋上蜂蜜即可。

温馨小提示：香蕉含有丰富的镁，可帮助新妈妈缓解疲劳，消除烦躁。

姜味豌豆苗

原料

豌豆苗200克，姜末、盐、芝麻油各适量。

做法

豌豆苗择洗干净。锅中加清水烧沸，放入豌豆苗焯熟，捞出晾凉。将豌豆苗加盐、芝麻油和姜末一起拌匀即可。

温馨小提示：豌豆苗性清凉，是燥热季节的清凉食品，对清除体内积热有一定的功效；豌豆苗性滑、微寒，对新妈妈口腔发炎、牙龈红肿、口气难闻、大便燥结、小便金黄等情况都有一定的改善作用。

干贝芦笋

原料

干贝85克，芦笋200克，文蛤300克，葱花、盐、香油、植物油各适量。

做法

芦笋去除外皮，洗净，切成小段。文蛤吐沙、洗净，以沸水汆熟去壳取肉备用。

锅内倒油烧热，爆香葱花，先放入干贝、芦笋拌炒，再放入文蛤以大火略为拌炒，加盐、香油调味即可。

功效解析：干贝有稳定情绪的作用，可治疗产后抑郁症。此菜品含有丰富的蛋白质及适量的膳食纤维，促进产后身体恢复。

核桃豆腐丸

原料

豆腐250克，鸡蛋2个，面粉50克，核桃仁、植物油、高汤、盐、淀粉、胡椒粉、味精各适量。

做法

豆腐用勺子挤碎，打入鸡蛋，加盐、淀粉、面粉、胡椒粉、味精拌匀，做成20个丸子，每个丸子中间塞1颗核桃仁。锅倒油烧至五六成热，下丸子炸熟。盛出丸子，倒入高汤即可。

温馨小提示：核桃仁含有蛋白质、脂肪、维生素A、B族维生素、维生素C、维生素E及镁、锰、钙等。此菜品有助于新妈妈产后增强体质。

烤什锦菇

原料

平菇、金针菇、蟹腿菇、香菇各50克，盐、香油、黑胡椒各适量。

做法

平菇、金针菇、蟹腿菇、香菇分别洗净备用。取一张铝箔纸，上铺什锦菇，加入盐、香油、黑胡椒，包成圆筒状，放入烤箱中烤10~15分钟，菇熟即可。

温馨小提示：菌类食品是一种高蛋白、低脂肪、富含天然维生素的独特食品，其所含丰富的纤维素及矿物质可防止便秘。此道菜保留了菇类鲜美的原味，是低热量、高纤维的健康菜点，适合产后食用。

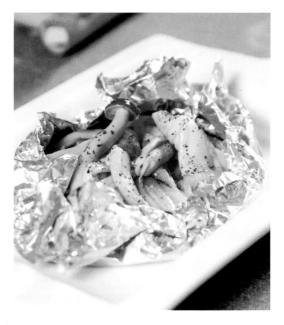

Chapter

5

产后巧食补，不留月子病

产后恶露不绝饮食调养

新妈妈在分娩后，阴道会流出一定量血样的东西，即通常所说的"恶露"，主要是子宫内膜脱落后的血液、分泌物和黏液等。最开始为红色恶露，多在产后持续1周左右，之后排出浆性恶露，最后排出白恶露。如产后3周仍有血性恶露，称为产后恶露不绝。

中医学认为，恶露不绝主要是气虚不摄、瘀血停留、阴虚血热所致。常因身体虚、产时失血伤气或产后操劳过早造成。

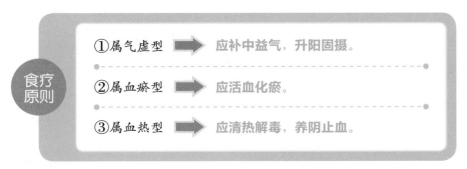

食疗原则

①属气虚型 ➡ 应补中益气，升阳固摄。

②属血瘀型 ➡ 应活血化瘀。

③属血热型 ➡ 应清热解毒，养阴止血。

♛ 气虚型

恶露色淡红，质稀无臭，新妈妈时觉小腹下坠，神疲倦怠，少气懒言，头晕目眩，舌质淡红，脉缓弱。治宜补中益气，升阳固摄。可食用加味黄芪粥、鸡丝人参粥。

♛ 血瘀型

恶露量少，色紫黑，新妈妈腹痛拒按，舌质紫暗，边有瘀点，脉弦实有力。治宜活血化瘀。可食用益母草红糖汤、姜楂茶、红花草糖水。

♛ 血热型

恶露量多，色鲜红或深红，质稠而臭，面赤口干，舌红脉数。治宜清热解毒，养阴止血。可食用冬瓜皮红小豆茶、莲草茅根炖肉、当归田七炖鸡。

产后出血饮食调养

新妈妈把胎宝宝娩出后，24小时内出血量达到500毫升，称为产后出血。产后出血包括胎宝宝娩出后至胎盘娩出前、胎盘娩出至产后2小时以及产后2小时至24小时3个时期，多发生在前两期。

新妈妈在分娩后2小时内最容易发生产后出血，所以分娩后仍需在产房内观察。经过产房观察2小时后，新妈妈和宝宝都移到爱婴区，新妈妈自己仍要继续观察，因为此时子宫收缩乏力也会引起产后出血。

新妈妈一旦发生产后出血，后果严重。休克较重、持续时间较长者，即使获救，仍有可能发生严重的垂体前叶功能减退后遗症。

产后出血除从出血量进行诊断外，还应对病因进行明确的诊断，才能做出及时和正确的处理。

产后出血的治疗原则是迅速止血、纠正失血性休克及控制感染，必要时手术治疗。新妈妈应卧床休息，以减轻疲劳感；宜进食高热能、高蛋白、易消化且含铁丰富的食物，以增加营养，并坚持少食多餐。

及时选用合适的药膳可以使治疗效果更为理想，如人参粥、栗肉柿饼糊、乌蛋饮、生地益母汤等。

产后腹痛饮食调养

新妈妈分娩后下腹疼痛，称作"产后腹痛"。有的人腹部疼痛剧烈，而且拒绝触按，按之有结块，且恶露不下，此是瘀血阻在子宫引起；有的人疼痛夹冷感，热痛感减轻，恶露量少、色紫、有块，此是寒气入宫、气血阻塞所致。本病大多是瘀和寒引起，但也有失血过多、子宫失于滋养而表现隐痛、恶露色淡。

针对产后腹痛的饮食宜清淡，少吃生冷食物。山芋、黄豆、蚕豆、豌豆、牛奶、白糖等容易引起胀气的食物，也应少食为宜。注意保持大便畅通。新妈妈不要卧床不动，应及早起床活动，并酌情渐渐增加活动量。新妈妈宜食用羊肉、山楂、红糖、红小豆等。常用食疗方有当归生姜羊肉汤、八宝鸡、山楂饮、桂皮红糖汤、当归煮猪肝等。

如果新妈妈腹痛较重并伴高热（39℃以上），恶露秽臭色暗，应考虑感染加重，要立即就医，以免贻误病情。

产后便秘饮食调养

产后子宫收缩，直肠承受的压迫突然消失而使肠腔舒张、扩大；产后卧床休息，缺少活动，胃肠运动缓慢；产后饮食精细，食物残渣少；产后疏忽调理或孕期便秘未能治愈等，都是引起产后便秘的原因。产后便秘会使新妈妈感到伤口剧烈疼痛和出血，因恐惧疼痛而不敢进食，直接影响新妈妈的健康。

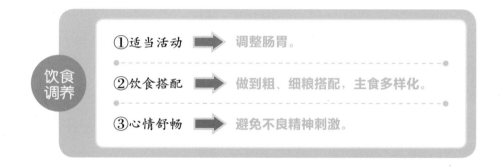

饮食调养

① 适当活动 ➡ 调整肠胃。

② 饮食搭配 ➡ 做到粗、细粮搭配，主食多样化。

③ 心情舒畅 ➡ 避免不良精神刺激。

因此，新妈妈在分娩后，应适当地活动，不能长时间卧床。产后头两天应勤翻身，吃饭时应坐起来。两天后应下床活动。饮食上要多喝汤、饮水。每日进餐应适当配一定比例的杂粮，做到粗、细粮搭配，力求主食多样化。在吃肉、蛋类食物的同时，还要吃一些含纤维素多的新鲜蔬菜和水果。平时应保持精神愉快、心情舒畅，避免不良的精神刺激，因为不良情绪可使胃酸分泌量下降，肠胃蠕动减慢。食疗方有葱味牛奶、菠萝香蜜茶、紫苏麻仁粥等。

产后发热饮食调养

产后发热是指新妈妈在产褥期内由于种种原因出现发热的症状。发热的原因有好几种，相应的饮食原则也不相同。需针对不同原因，予以分别处理。

♕ 产后感冒引起的发热

主要症状为恶寒、发热、出汗，还有关节疼痛和咽喉疼痛等。以祛风清热解毒为基本治疗原则。新妈妈可食用蜜芷茶、葱豉肉粥进行辅助治疗。

♕ 产后感染引起的发热

起病于产后24小时至10天以内，患者主要症状为高热、寒战，新妈妈出现头痛、身痛、小腹疼痛拒按，恶露量可从正常至较多、颜色紫暗、有腥臭味。如行妇科检查，可见会阴、阴道及宫颈红肿，如炎症发展严重，可能波及内生殖器，出现腹肌紧张等急腹症症状，这种情况应及时就医，进行抗感染治疗。在饮食方面以清热解毒、活血去瘀为原则。新妈妈可多食藕、小麦、猪肝、淡菜、银鱼、鲫鱼等食物，推荐食用无花果炖猪瘦肉、黑木耳煮桑葚、猪肝瘦肉粥等。

♛ 产后产伤引起的发热

由于新妈妈出血过多引起，此时，新妈妈热度不太高，自觉有汗，主要症状是面色潮红、耳鸣、心悸、头晕眼花。以滋阴清热为主要治疗原则。新妈妈可食用姜汁黄鳝饭、牛血粥等。

♛ 产后胀乳引起的发热

通常起于产后3~4天，新妈妈除发热外，主要表现为乳房膨胀、疼痛、乳汁不畅、局部红肿，此时应及时处理，防止发展为乳腺炎。以清除热痛、疏通乳脉为基本治疗原则。辅助饮食有丝瓜络茶、鸽肉杏仁汤、油菜粥等。

产后关节痛饮食调养

新妈妈在产褥期出现肢体酸痛、麻木者，称"产后身痛"，或称"产后关节痛"，亦称"产后痛风"。特点是产后肢体酸痛、麻木，局部有红、肿、灼热。中医学认为是因分娩时用力、出血过多，气血不足，筋脉失养，肾气虚弱，或因产后体虚，再感受风寒，风寒侵及关节、经络，使气血运行不畅所致。

饮食上多吃易消化且又富含营养的汤类食物，如猪蹄汤、鲫鱼汤、鸡汤等；多吃高蛋白食物，如瘦肉、鸡蛋等；多吃补血类食物，如动物肝、红枣、黑木耳、莲子等；也要适当吃些蔬菜，以保持大便通畅。禁食寒凉食物；不吃过辣的食物。对于关节疼痛剧烈，且有高热者，应及时到医院就诊，以防患风湿热而延误病情。

产后身痛除按中医辨证服用相应药物外，在日常饮食、起居等方面要注意保暖；室内既要通风，又不能让风直接吹新妈妈，尤其夏天更要注意；注意足部的保暖，不能赤足，最好穿上袜子；室内注意保持干燥、卫生，避免潮湿。

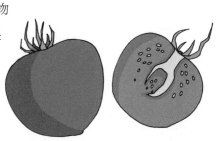

产后排尿不畅的饮食调养

产后排尿不畅是指产后膀胱内的尿部分或全部不能排出，潴留在体内的情况。中医称为"转胞"或"产后小便不利"。这是产后最常见的并发症之一，容易诱发泌尿系统感染等疾病。

除对症治疗外，饮食方面建议适当选用有利排尿作用的食物，刺激膀胱收缩排尿。如西瓜皮、陈皮、红豆，可以制成西瓜皮饮、小米陈皮粥、果仁黑芝麻糊等。

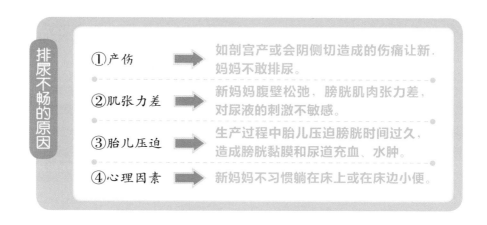

排尿不畅的原因

①产伤 ➡ 如剖宫产或会阴侧切造成的伤痛让新妈妈不敢排尿。

②肌张力差 ➡ 新妈妈腹壁松弛、膀胱肌肉张力差，对尿液的刺激不敏感。

③胎儿压迫 ➡ 生产过程中胎儿压迫膀胱时间过久，造成膀胱黏膜和尿道充血、水肿。

④心理因素 ➡ 新妈妈不习惯躺在床上或在床边小便。

产后自汗、盗汗饮食调养

新妈妈于产后2～3天内出汗较多，为正常现象，若女性产后出汗过多，或出汗时间过长而不能自止，且活动时加重，恶风，并出现面色发白、气短懒言、语声低快、倦怠乏力、舌淡、苔薄、脉虚弱等症状者，称为"产后自汗"，常与肺卫气虚有关。

产后盗汗，是指新妈妈睡后汗出湿衣，醒来即止，常与阴虚内热有关。

女性产后自汗、盗汗治疗上以补气固表、止汗、养阴为主。除药物治疗外，可采用适当饮食调养，如多吃黑豆、番茄、菠菜、山药、百合、银耳、鸡蛋、冬虫夏草，忌辣椒、烟、酒、葱、姜等刺激、辛辣之物，以促进产后早日康复。常用食疗方有黄芪桂圆羊肉汤、参鸽汤、羊肚粥、猪肚粥等。

中国居民膳食营养素建议摄入量

人群	钾 （毫克/天）	钠 （毫克/天）	维生素C （毫克/天）
＞0岁	—	—	—
≥0.5岁	—	—	—
≥1岁	—	—	—
≥4岁	2100	1200	—
≥7岁	2800	1500	—
≥11岁	3400	1900	—
≥14岁	3900	2200	—
≥18岁	3600	2000	200
≥50岁	3600	1900	200
≥65岁	3600	1800	200
≥80岁	3600	1700	200
孕妇（早）	3600	2000	200
孕妇（中）	3600	2000	200
孕妇（晚）	3600	2000	200
哺乳妇女	3600	2000	200

注：1、本表数值来自中国营养学会编《中国居民膳食营养素参考摄入量速查手册（2013版）》；

2、表中"—"表示未制定参考值。

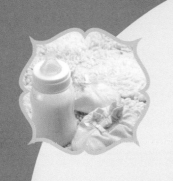

PART 2

坐月子怎敢不讲究，
不留病根是关键

Chapter

1

正确分辨你的身体变化

为什么中国人要"坐月子"

在生产过程中，新妈妈将体内储备的营养几乎消耗殆尽，气血两虚的情况下，如果此时不能得到良好的休息和营养补充，便会对新妈妈身体造成永久的伤害，所以需要坐月子。"月子"是产褥期的通俗叫法，早在两千多年前，中国就已经有了坐月子的历史，被认为是产后必需的一项行为。在坐月子期间，新妈妈完成了身份的转换，而且，这段时期也可以得到家人更多的照顾，心理和生理都得到恢复。传统的坐月子时间是指产后一个月，实际上，30天的休息周期还不足以让身体完全恢复，一般需要6周到8周，才能达到良好的恢复水平。

据研究，外国孕妇生产前后的营养结构变化不大，不需要经过特殊的营养补充期——坐月子，这跟中国与外国的饮食结构不同有很大关系，所以只有中国人才需要坐月子。

新妈妈一般会有哪些生理上的变化

● **心血管系统** 产后3天注意心血管系统的变化。妊娠期间新妈妈的血容量和心输出量会大大增加，分娩过后，子宫就会收缩，从而带动血液从子宫进入人体其他部位。这无疑加重了心脏的负担，很有可能诱发心力衰竭。所以要密切注意心血管系统的变化。

● **泌尿系统**　除了剖宫产外，新妈妈在分娩时膀胱都会受到压迫。这就导致新妈妈对尿意不敏感，再加上尿道周围组织的充血肿胀，很容易造成新妈妈排尿困难。所以新妈妈要在产后6小时内及时排尿。

● **消化系统**　分娩是一个痛苦的过程，消耗了新妈妈过多的体力。产后新妈妈可以进食一些清淡易消化的食物，以填满饥饿的胃。新妈妈的胃肠蠕动一般都会减慢，为防治便秘，家人要准备些蔬果。

产后为什么容易出汗

👑 新妈妈产后多汗的原因

有很多人认为新妈妈产后出汗量增多是一种病态的表现，其实这都是正常的反应。新妈妈在妊娠期间会自动在体内聚集大量水分，一旦分娩结束，新妈妈体内的新陈代谢和内分泌活动就会降低，体内积聚的水分就显得多余，身体就会自动将其排出体外，减轻机体负担，这时身体就会加快皮肤分泌速度，将多余的水分通过汗液的形式排出体外。医学上将这种情况称为"褥汗"，褥汗会在产后1周内自然好转。

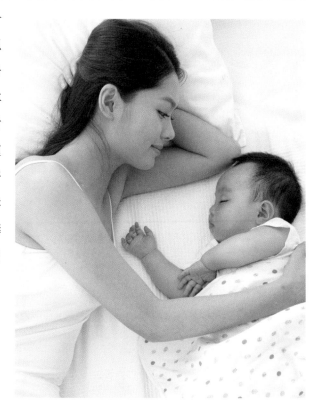

👑 新妈妈产后多汗的注意事项

在这一期间，新妈妈的身体多是潮湿的，切忌直接吹风，那样很容易着凉，落下月子病，新妈妈要注意随时用干毛巾擦汗。穿戴也不要过多，房间温湿度要控制得恰到好处，适当开窗通风，保持室内空气的流通。

新妈妈还要勤换被褥，通风或晾晒，适时洗澡，勤换内衣裤，保持好个人卫生。

要怎么分辨恶露正常与否

在妊娠期，胎宝宝一点点长大，包裹着胎宝宝的胎盘就附着在子宫内壁上，分娩过后，胎盘也随着宝宝滑出体外，但在子宫内会留下创面，恶露就是从这个创面排出的血液。当然，除了血液外，还有坏死脱落的子宫内膜、黏液和细菌。

随着创面的愈合，恶露的排出量也会慢慢减少，而且它的颜色还会随着伤口的痊愈转淡。在正常情况下，恶露的变化分为三个阶段。

在产后的3～7天，恶露的排出量最多，呈鲜红色。

在产后的7～10天，恶露排出的多为宫颈黏液，较稠，颜色转变为粉红色。

在10天后，恶露的颜色就会变成淡黄色或白色。

正常情况下恶露会在4～6周内结束，但因子宫恢复的情况不同，时间也会有所差别。

恶露的性质、数量、气味都是反映子宫恢复好坏的标志。

恶露有光泽，如出现混浊不清，最好到医院检查是否出现了宫腔感染。

恶露的量一般都在250～500毫升，如果量过多可以向医生咨询情况，以免耽误子宫的最佳恢复时间。

恶露不会带有异味，只伴有少许血腥味，如果恶露出现了异味，就要尽快诊治一下，查看是否是子宫恢复不良。

Chapter

2

顺产和剖宫产的区别护理

安排好帮助坐月子的人

在分娩前，准爸妈要明确月子期间照顾宝宝的相关问题，比如月子在哪里坐、宝宝晚上跟谁睡、月子中的三餐谁来做、月子期是请老人帮忙还是请一位专职保姆……无数细小的问题都要想一想，千万不要等宝宝出生后问题出现了再去想。为此，准爸爸在宝宝出生前就要开个家庭会议，明确一下宝宝出生后的照顾工作，尽可能让所有的家庭成员都分担一些产后康复的工作，而准爸爸自身也要主动多承担一些，尽力为新生儿创造一个和谐的家庭环境。

出院时间的安排

新妈妈生产时的情况不同，出院时间也会有所区别。如果新妈妈是顺产，且产后新生儿与妈妈均身体健康，产后一天就可以出院了。如果新妈妈在分娩时给会阴造成了伤害，那就要等拆线后，伤口完全愈合时再出院，通常要经过5天左右的时间。如果新妈妈分娩时采用的是剖宫法，拆线后没有异常情况才可以出院，时间就会延长至6~8天。

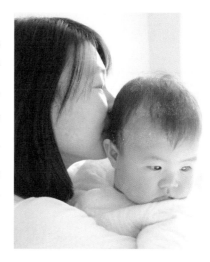

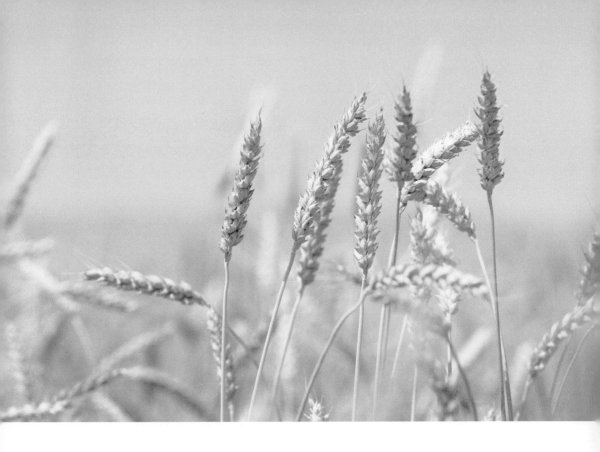

好的休养环境，让新妈妈心情愉快

新妈妈分娩过后，绝大部分时间都是在家中度过，居室内的环境好坏与新妈妈身体的恢复有直接关系，新妈妈在家休养时应注意以下几点：

需要一个明亮、阳光充足的房间。阳光是最好的消毒剂，直射5个小时就可以消除居室内的细菌。

居室内要保持清新的空气，家人要开窗通风，时间控制在20分钟即可，每天2次，但要避开上下班高峰，因为那时空气中的污染比较严重，对新妈妈和小宝宝都没有益处。

居室要保持整洁，新妈妈在月子期间心情会比平时烦躁，乱糟糟的摆设更会引发她的不安情绪。

室内可以添置一些绿色、黄色、粉色、橘色等积极、柔软的颜色，平复新妈妈焦躁的情绪。

居室中的温度、湿度也要掌握好，夏季室内温度23～28℃，湿度控制在30%～60%。冬季室内温度18～25℃，湿度控制在30%～50%。

丈夫不要吸烟。二手烟对新妈妈和刚出世的小宝宝都有着严重危害。

家中可以添加一些绿色植物，不仅可以帮助吸收空气里的有害气体、净化空气，还可以赏心悦目、缓解眼睛疲劳。

在新妈妈坐月子的时期最好不要往家中邀请很多亲朋好友。坐月子是新妈妈身体恢复的重要阶段，需要安静的休养，亲朋的探望会给新妈妈带来影响，打扰小宝宝的睡眠，还会带来细菌，增加母子被传染的概率。

会阴部位的护理

新妈妈在生产过程中会阴难免会受伤，在产后的一段时间内，阴部会排出大量的恶露，如果护理不当，极易导致生殖道感染。

外阴的清洁很重要，新妈妈要勤换卫生巾及内衣裤，大小便后用具有消毒功效的湿纸巾擦拭阴部，以免排泄物的细菌进入伤口。坚持每天用0.1%的苯扎溴铵溶液清洗外阴，直至会阴伤口痊愈为止。

如果新妈妈会阴伤口处出现肿胀、硬结时，可以在恶露量减少时用1：5000高锰酸钾溶液浸泡会阴，早晚各1次，每次10分钟，可以有效缓解会阴不适症状。

注意休息。产后休息时的姿势也是有讲究的，建议新妈妈向会阴伤口的相反面坐卧，这样，可以使恶露尽量不浸染伤口，还可以改善伤口的血液循环，加快伤口愈合的速度。未拆线者在1周内或拆线者在拆线后1周内避免下蹲姿势，以防伤口裂开。

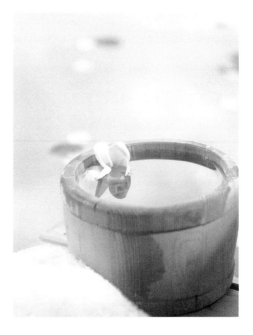

合理调配饮食，饮食为血气生化之源，新妈妈应多食用富有营养、易消化、高蛋白、高能量和富含膳食纤维的食物，以增强营养和机体抵抗力，有利于伤口愈合。

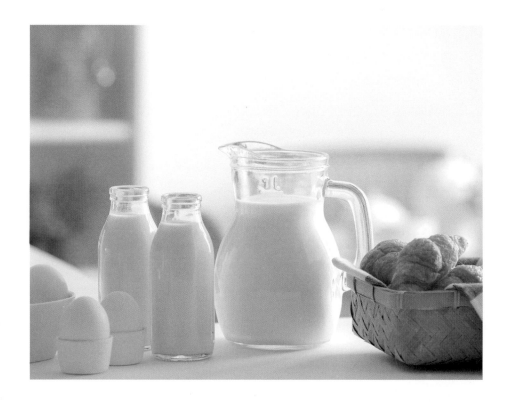

刀口发炎怎么办

新妈妈在分娩过后需要大量地补充营养物质，水果、蔬菜、肉类等一样都不能少。当然，海鲜也包含在内，但是剖宫产分娩的妈妈们总是不敢吃，怕海鲜的发性会阻碍伤口愈合，引起刀口发炎。这是认识上的一个误区，吃海鲜其实不会导致刀口发炎。

导致刀口发炎的罪魁祸首是细菌的侵入。当伤口还没有完全愈合时，细菌一旦进入到皮肤中，就会导致伤口出现红肿发热的现象，如果这时不进行控制，细菌就会开始繁殖，最终使得伤口化脓，严重阻碍伤口愈合。

另外，因新妈妈产前的高蛋白、高热量饮食，使得腹部脂肪堆积，腹部皮下脂肪层较厚。因脂肪层没有血管，所以剖宫产的切口难愈合，渗出液极易导致发炎。除此之外，阴道做过侧切手术的新妈妈们，也要注意保持好伤口的清洁。阴道的潮湿环境再加上不断排出的恶露，极易导致伤口感染细菌。

中国传统上把海鲜作为一种"发物"，认为海鲜会妨碍伤口的愈合。其实到目前为止这种说法并没有科学上的证据。可能是由于海鲜比较容易引起食物过敏，所以古人把它们定性为"发物"。其实海鲜是一种低脂肪、高蛋白的食物，可以帮助伤口愈合，也有助于乳汁的分泌。对于有剖宫产和侧切伤口的新妈妈们来说，如果曾经对海鲜过敏，则应避免食用，如果没有海鲜过敏的问题，可以放心选用。

剖宫产的新妈妈身体变化

剖宫产就是剖开妈妈的腹壁及子宫，在医生的帮助下取出宝宝，在情况危急时可以解救母子性命。剖宫产要在腹部开一条30～45厘米长的切口，它对新妈妈的伤害可以说是很大的，当麻药的效力退去后，新妈妈就会感到腹部伤口的疼痛，如果忍受不了的话可以让大夫开些非处方类的止痛药。除了疼痛，肠粘连、尿潴留、出血、休克是产后比较常见的病症，剖宫产还会给新妈妈带来很多后续麻烦，例如宫外孕、子宫内膜异位等。

剖宫产后何时可以进食

在手术过后的6个小时内不应该进食任何东西，但6个小时过后或有排气后就可以吃些易消化的食物了。饮食中可以摄入含蛋白质高的食物，以帮助伤口恢复健康，还可以吃水果补充维生素。

剖宫产后何时可以下床活动

新妈妈在产后初期如果没有严重的晕眩感，可以适当下床走走，这样做可以帮助子宫加快收缩，尽快排出恶露，还能防止发生肠粘连。适当的机体活动还能增加肠蠕动，加快血液循环，有利于新妈妈伤口的早日愈合。

剖宫产后何时可以进行恢复锻炼

剖宫产的伤口一般都在术后7天拆线，拆线后大幅度的动作和震动都有可能造成伤口大出血，所以在咳嗽、呕吐的时候要用手按住伤口两侧，尽量放轻动作，以防伤口裂开。

产后抑郁指数测试题

产后抑郁症是一种精神疾病，患者多感觉心情抑郁，对任何事情都没有兴趣，因为是在产褥期发生，故而得名"产后抑郁症"。有的发病于产褥期，有的发病于产后3个月或产后1年内的任何时间。"产后抑郁指数测试题"将协助新妈妈了解自己的情绪状态，以便更好地调整预防。

○ 产后抑郁指数测试题

1.我常常会因觉得事情有趣而开心地笑

A.完全没有　　　　　　　B.比以前少

C.没以前那么多　　　　　D.和以前一样

2.我很期待未来

A.完全没有　　　　　　　B.比以前少

C.没以前那么多　　　　　D.和以前一样

3.我常常会感到焦虑，并莫名担心

A.经常这样　　　　　　　B.偶尔这样

C.极少这样　　　　　　　D.完全没有

4.遇到麻烦时，我常常自责

A.经常这样　　　　　　　B.偶尔这样

C.极少这样　　　　　　　D.完全没有

5.我会无缘无故感到惊慌与害怕

A.经常这样　　　　　　　B.偶尔这样

C.极少这样　　　　　　　D.完全没有

6. 我被一些琐事压得透不过气来

A. 经常这样　　　　　　　　B. 偶尔这样

C. 极少这样　　　　　　　　D. 完全没有

7. 我会失眠

A. 经常这样　　　　　　　　B. 偶尔这样

C. 极少这样　　　　　　　　D. 完全没有

8. 我常常感到莫名忧伤

A. 经常这样　　　　　　　　B. 偶尔这样

C. 极少这样　　　　　　　　D. 完全没有

9. 我会因不开心而哭

A. 经常这样　　　　　　　　B. 偶尔这样

C. 极少这样　　　　　　　　D. 完全没有

10. 我想过伤害自己

A. 经常这样　　　　　　　　B. 偶尔这样

C. 极少这样　　　　　　　　D. 完全没有

计分方式：选A得3分，选B得2分，选C得1分，选D得0分。总分达到12分以上，则有产后抑郁症的倾向。

○ 产后抑郁调节良方

家人的支持，特别是丈夫的体贴和关心。

转移焦点，做一些自己感兴趣的事。

发出求助信号，当你感觉孤立无援的时候，可以告诉周围的人。

找一个自由自在、没有束缚的时间，让自己充分放松。

在饮食方面，多食用谷类、蛋类、鱼类等富含B族维生素和氨基酸的食物，它们可以帮助摆脱抑郁症。也可以在医生的指导下服用一些抗抑郁的药物。

Chapter

3

坐月子的老规矩，
对还是不对

坐月子为何不能捂

传统的说法都要求坐月子时的新妈妈穿得严实，最好里三层外三层裹得像个肉粽子。现代科学证明，这样做对新妈妈也有害处。

我们都知道，新妈妈在产后身体会发生一些变化，皮肤的排泄日益旺盛，身上总是潮乎乎的。冬天穿得过多会致使体内的热散发不出去，而且总在自己汗液的"浸泡"下极易堵塞毛孔。如果是夏天情况更严重，天气本来就热，新妈妈再从头到脚把自己裹起来，会出现中暑等危险的情况。如果身上的汗液没有擦干，再被风吹着，就很容易患上感冒，那时就得不偿失了。

因此，在衣着方面，新妈妈要根据自己的感受来添减衣服，以保证身体舒适。

新妈妈不要睡太软的床

与硬邦邦的木板床相比，弹力十足的床垫让我们睡得更香甜。但对于正在坐月子的新妈妈们来说，情况就截然相反了。

新妈妈体内会分泌一种激素，它能够松弛生殖器官周围的韧带和肌肉，帮助新妈妈在分娩时顺利张开产道生下宝宝，这种激素一直到分娩后3～5个月才会终止分泌。由于这种激素产生的松弛作用，产后整个骨盆都趋于"松软"状态。当身体压到弹簧床上时，身体的压力就会立即受到弹簧的反弹，左右活动都会产生阻隔力，新妈妈如果想快速地起来或翻身，就要用更大的力，力的集中点在手部和臀部，上肢是没什么影响，可靠近臀部的骨盆受不了那么大的压力，时间长了就容易造成骨盆损伤。

所以，产褥期的女性最好避免睡弹性较好的软床，如果没有硬板床，也可以选择弹簧较硬的床垫。

新妈妈可以看电视吗

新妈妈在月子期间可以看电视，但也要有节制，要保证能有足够的休息时间，这样对身体的恢复才有好处。

● **新妈妈看电视时要注意距离和姿势** 在安放电视时，高度最好略低于眼睛直视的水平线，使新妈妈的头保持在最舒服的状态。距离不要太近，保持在电视机对角线的5倍就可以了，太近对视力会有影响。在看电视时，新妈妈可以每隔1小时让眼睛休息一下，看看窗外或家中的绿色植物，减轻视疲劳。

● **新妈妈在授乳时不要看电视** 看电视会影响新妈妈与宝宝间的交流，而且在看电视时新妈妈的情绪往往会被剧情左右，影响到乳汁的分泌。

● **新妈妈看电视要有选择性** 可以找一些情节轻松愉快，或节奏舒缓的节目观看，这样可以令紧张的情绪得到放松，有助于保持良好的心情，对泌乳和预防产后抑郁症都有很大的帮助。那些带有强烈刺激性的片子最好不要选择，它们会对神经产生影响，有碍子宫恢复。看电视的时候音量也要适宜，强烈的声音对新妈妈的精神也会产生一定的冲击。

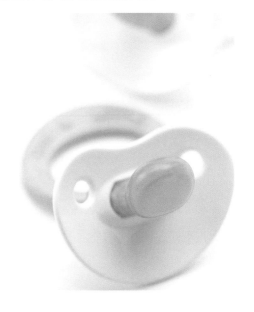

束腰为何不能用

由于妊娠，新妈妈的子宫会膨胀，因而引起腹壁松弛的现象。它的恢复通常需要6～8周的时间，在这一期间内对腰腹部进行捆绑，不仅不利于减少脂肪，还有可能给身体带来伤害。

产后对腰腹部的束缚会导致盆腔血流不畅，极易引起附件炎、盆腔炎、尿路感染等妇科疾病。

对腰腹部的紧束会增加腹内的压力，很容易导致子宫变形或移位，对生殖器官的恢复大为不利。

对腰腹部的束缚过紧，还会阻碍人体进行腹式呼吸，情况严重者会出现头晕、胸闷等慢性缺氧症状，新妈妈在产褥期本来就很容易头晕，这样一来更是加重了症状。

束腰会压迫胃肠道，对新妈妈的消化功能产生影响，久而久之新妈妈容易营养不良，对乳汁的分泌极为不利。

新妈妈的脂肪分布于胸部、腹部、臀部，为妊娠晚期、分娩及哺乳期提供能量，它们并不会因产褥期束腰而消失。所以，新妈妈们要知道，刚生完宝宝身体有一点脂肪是正常现象，不要盲目瘦身，待身体完全康复，哺乳期结束后再开始也不迟。

新妈妈卧床休息采用什么姿势好

子宫在盆腔的中部，位于膀胱与直肠之间。结束了好几个小时的分娩过后，新妈妈的子宫由充盈变得塌瘪，子宫周围的肌肉和韧带也会变得松弛没有弹性，子宫的位置就会随着新妈妈产后休养姿势的改变而改变。所以新妈妈在月子期间要注意卧床的姿势，以免不正确的姿势给子宫带来异位的麻烦。

仰卧通常是新妈妈普遍采取的卧床姿势，放松身心，四肢可以不用一点力。但长时间保持这一姿势对新妈妈子宫的恢复是很不利的。由于重力的原因，经常仰卧会使子宫向后方倾倒，造成子宫后位，容易造成新妈妈出现腰部酸痛、腰骶部坠胀等不适症状。

新妈妈在休息时，可以交替使用侧卧、仰卧和俯卧等多种姿势，以防长期固定姿势左右了子宫的位置。俯卧时双肘可以支撑在床上以免对乳房造成挤压，由于肘部的力量有限，每天坚持30分钟即可，也可分时间段进行。侧卧就比较省力了，这种姿势对于恶露的排出也很有益。如果新妈妈的身体从产后第3天就没有什么大碍，可以尝试在床上做一些有利于腹部、四肢和盆底肌的运动，能对产后的康复起到很大帮助。

新妈妈在睡眠时最好采取左侧卧位，将双腿弯曲，这样可以减少腰部的负荷。

什么时候开始身体锻炼比较好

女性在妊娠期有均衡的营养、充足的睡眠，这会使体重增加。就算分娩结束后，体重还是会比怀孕前重大概5千克，甚至有的人还会因为脂肪代谢失调出现生育性肥胖。孕期，准妈妈的子宫、乳房都会增大，身上的脂肪也会慢慢堆积。但是这种情况在分娩结束后就会逐渐好转，新妈妈大可不必担心，不要因为急于恢复体形而过早地减肥，那会给身体带来更大的负担。

节食是大部分人减肥的"妙方"，认为只要饿着就能赶走身上多余的脂肪，其实不然，过度的节食会导致头晕、便秘、闭经、厌食，这对新妈妈有严重的危害。新妈妈由于产后失血，本来就很容易头晕，节食更是增加了头晕出现的概率。月子期是调理生殖系统的最佳阶段，月经和排卵都会相继恢复，节食反而会扰乱生殖系统恢复正常，因此，不应节食。厌食是最糟糕的状态，母乳是妈妈给宝宝最好的礼物，厌食必然会造成营养的缺乏，影响母乳的质量和分泌量，从而间接影响宝宝的健康。

另一种常用的减肥方法就是锻炼，锻炼是健康减肥法，但对于新妈妈来说要注意适量。大量的运动会消耗掉过多体能，使新妈妈更加疲惫。通常的体育运动会特别注重对四肢和腰腹的锻炼，运动过后，腹部的肌肉会日益紧绷，腹腔的压力会增大，给产后的恢复造成阻碍。最不可取的就是跑步减肥，当子宫还没有完全恢复时，松弛的状态经不起身体一上一下的震动，大力的震动极易造成子宫下垂。

月子里不能洗头洗澡吗

产后新妈妈的个人清洁问题很重要，保持好个人的清洁可以防止产褥期感染疾病，有利于生殖器官的康复。所以，月子里是完全可以洗头洗澡，只是应注意保温，不要着凉。

👑 最简单易行的方法就是淋浴

剖宫产的女性要在两周之后才可以淋浴，以免伤口感染。在这之前可以用湿布擦拭全身，其间要注意保暖。淋浴要用热水，它可以冲洗掉身上的汗水和疲劳，给新妈妈带来清爽的感觉。在清洗的时候不要用肥皂等碱性洗涤用品清洗阴部及乳头，那样会给阴道和小宝宝带去伤害。出浴后不要在有风的地方逗留，以免受风着凉。不要用吹风机吹头发，头发没干不要睡觉。

👑 最重要的就是阴部的护理

不管是顺产还是剖宫产，新妈妈都要经过恶露这一阶段，而产后的阴道会暴露于外，因此，阴部的护理相当重要。为了预防细菌的滋生和感染，新妈妈最好每天2次用温水冲洗阴部，如果会阴侧切后恢复得不是很好，就要更加细心地呵护，大小便后也要用温水冲洗。选用卫生巾时最好选棉质的，柔软的质地可以减少对阴部的摩擦，卫生巾也要常换，时间久了容易滋生细菌。此外，内衣、内裤要经常换洗，保持皮肤和衣物干净、无残留细菌。

夏天坐月子可以开空调吗

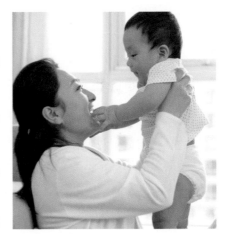

传统观念认为新妈妈在产褥期最忌讳的就是受风，容易落下腰酸背痛的病根。其实，保持适量通风，不仅不会对新妈妈产生影响，反而有一定好处。

● **新妈妈分娩过后要谨防中暑**　如果是夏天坐月子，那就要谨防产褥期中暑。新妈妈长时间处在高温高湿的环境中，体温就会不断上升，如果没有及时散热，就容易出现周身无力、恶心呕吐、头痛头晕、不思饮食、胸闷气短等症状，继而体温还会持续升高。如果此时再不采取措施，新妈妈就会出现长时间昏睡、神志不清，甚至抽搐等症状，严重时还会引发死亡。所以，一旦新妈妈出现了中暑的症状，要及时开窗通风，用酒精擦拭额头，并服用藿香正气、十滴水等解暑药物。

● **新妈妈所在的居室应该适当通风** 经常更换新鲜空气，不仅帮助新妈妈散发体内热量，还有利于宝宝呼吸。室内的温度最好控制在18～25℃。如果天气闷热严重，可以短时间打开空调，调节室内的气温，但不要让冷风对着人吹。

● **其他注意事项** 新妈妈还可以多吃些利尿解暑的蔬果，比如西瓜、冬瓜、黄瓜等。在衣着方面，要选择宽松、吸汗、透气的衣物。

新妈妈哺乳期能吃药吗

根据目前的研究，凡是能够进入妈妈血液循环中的药物都有可能进入到乳汁中，而后随着乳汁分泌排出体外。但是这些乳汁当中含有的药物到底会不会影响到喝母乳的宝宝、会影响到什么程度，则取决于宝宝对各种药物的敏感程度、药物的种类、药物在乳汁中的浓度等因素。宝宝在喝了含有某种药物的乳汁后，还有可能会造成这些药物成分在宝宝体内的蓄积，那么这种药物对于宝宝的健康影响就更大了。如果妈妈们在哺乳期间必须要服用某些禁服的药物，那么在用药期间妈妈们必须停止母乳喂养，但一定要记得将乳房里的乳汁定期排空，保证乳汁的持续分泌，以便于停药后能够继续哺乳。

如果新妈妈服用了大剂量的阿托品，会使喝母乳的宝宝发生阿托品中毒，出现心率增快、面色潮红、呼吸加快等阿托品中毒的现象。当患有甲状腺功能亢进疾病的妈妈需要口服甲硫氧嘧啶类药物时，她乳汁中的药物浓度就会非常高，如果宝宝吃了含有这种药物的乳汁就有可能出现全身皮疹或（和）血液中的白细胞减少、甲状腺功能减低等。宝宝如果对青霉素类药物过敏，在吃了含有青霉素类药物的乳汁后，也会出现青霉素过敏的症状。而氯霉素则会影响宝宝的骨髓造血功能，使宝宝有出现灰婴综合征的危险。

Chapter

4

产褥期常见病的预防和治疗

产后出血怎么办

产后出血是指在胎宝宝娩出母体后24小时内，阴道排出的血液量超过500毫升的情况。产后出血包括三个时间段：胎宝宝娩出母体而胎盘没有滑出阶段、胎盘娩出至产后2小时阶段、产后2小时至24小时阶段。

产后出血通常集中在前两个阶段里发生，因此，家人和护理人员要时刻注意新妈妈的出血情况。

♛ 产后出血的原因

造成产后出血的原因有很多，包括子宫收缩乏力、宫颈裂伤、胎盘滑出不顺、凝血功能障碍等。但临床上最多见的还是子宫收缩乏力，由于子宫松弛，大量的血液积聚于子宫中，而阴道只出少量的血，新妈妈就容易出现失血过多的情况。加强宫缩是治疗宫缩乏力最有效的方法，医生会通过注射缩宫素，以药力的方式帮助子宫成功收缩。

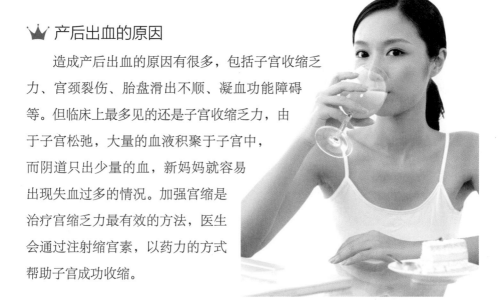

♛ 产后出血的影响

产后出血是个不容忽视的问题。新妈妈产后一旦发生出血，会给以后的恢复造成一定的困难，如果是产后大出血，极易引发休克，严重的可能导致结发性垂体前叶功能减退（席汉综合征）。因此，在产后要密切注意新妈妈阴道流血量及子宫的收缩情况。

如何防治晚期产后大出血

产后出血的高峰期一般都在分娩过后的2小时之内，从产后2小时到24小时之间，血流量会逐渐减少。但是，如果产后24小时后阴道还是大量的出血，流量超过500毫升，就属于晚期产后出血。

♛ 晚期产后出血的原因

新妈妈有凝血功能障碍，产后血液不易凝固，导致血流不断。

产后胎盘或胎膜在体内存留，由于未完全排出导致在产后开始出血。

胎盘在子宫附着部位修复不利，伤口不能及时恢复，致使在产后1～4周开始出现出血状况。

对于剖宫产的女性来说，子宫切口处恢复不利也会引发晚期产后出血。

♛ 晚期产后出血的症状

有些患者产后出血的时间会延后到产后的1～2周。症状多表现为低热，阴道突然间大量出血或间断出血。

短期内大量出血，可导致新妈妈休克。

由于身体系统有可代偿性补充功能，缓慢出血时，脉搏、血压及身体状况不会发生很明显的变化，但是这种情况极易被忽视而错失治疗的最佳机会，当新妈妈失血到一定程度时，同样会出现休克症状。

一旦新妈妈出现上述的症状，要提前告知医生，以免造成严重的后果。

产后贫血如何治疗

产后贫血是产后极易出现的一种病症，它是由于新妈妈在分娩过程中失血过多，或是新妈妈在妊娠期贫血调理不当导致的。新妈妈贫血不仅对自己的身体造成影响，小宝宝的健康也会间接受到危害。

● **轻度贫血** 轻度贫血者面色会略显苍白，而病情较重者，则会表现为脸色发黄、水肿，周身乏力，时而出现头晕、心悸、呼吸短促等症状。女性血色素的正常范围在110～150克/升之间，如果新妈妈的血色素在90～110克/升之间就属于轻度贫血。可以通过饮食的方法来调节。动物内脏、瘦肉、蛋奶等食物中含有大量的铁，可以帮助新妈妈增加体内流失的血液。

● **中度贫血** 如果血色素在60～90克/升之间，则属于中度贫血，可以口服用药协助治疗，服用硫酸亚铁口服液增加治疗效果。

● **重度贫血** 如果血色素低于60克/升，就属于重度贫血，要及时送往医院，必要时采取输血治疗，尽快恢复血色素。此外，在平时的饮食中也要多食用对补血有益的食物。

产后会阴胀痛怎么办

有些女性在生产过后会出现会阴胀痛的情况，导致会阴胀痛主要有以下原因：

做会阴侧切手术后，伤口未痊愈时受到了感染。

分娩时间过长，胎宝宝娩出体外的部分对阴部长时间压迫，造成水肿。

医生在做伤口缝合时，血管结扎不彻底，造成会阴肿胀。

胎宝宝的体形较大，对会阴造成了伤害。

不论什么原因，新妈妈都会感到痛苦，因此，要学会如何处理产后的会阴胀痛。

● **会阴脓肿** 对于伤口感染所致的会阴脓肿，治疗时要尽快拆开缝线，切开脓肿的地方，将里面的脓液释放掉，并用1∶5000的高锰酸钾溶液清洗会阴，感染严重时可注射抗生素治疗。

● **会阴水肿** 对于会阴水肿者，治疗时可用50%浓度的硫酸镁湿敷外阴，新妈妈每天使用2次，每次15分钟，可以帮助消除水肿。会阴肿胀严重者可以用痔疮膏涂抹于患处，再配以1∶5000的高锰酸钾溶液坐浴治疗。

● **会阴肿胀** 如果是由于血管结扎不彻底而造成的会阴肿胀，要及时送往医院，切开肿胀处，取出血块，结扎出血点止血。

产后腹痛怎么办

在分娩过后的头几天里，新妈妈的下腹都会有不同程度的阵痛，随着时间的推移，疼痛就会慢慢好转。产后出现腹痛是很正常的现象，新妈妈不必担心，那是所有新妈妈都会出现的症状。

女性在分娩过后，子宫会自然地恢复到原来大小，宫缩是子宫复旧的表现，它能帮助新妈妈排出体内的积血和胎膜，是情况好转的体现，不必因此忧心忡忡。

宫缩开始于产后的1～2天，疼痛持续2～3天就会自然消失。疼痛是由于子宫收缩时体内血管流通不畅、组织缺氧、神经纤维受到压迫引起的。

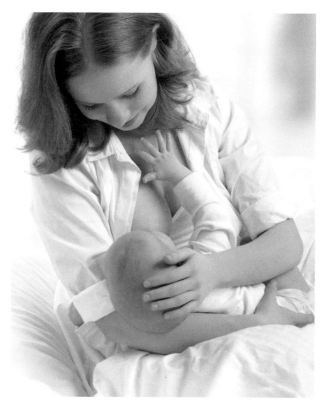

当子宫收缩到原来大小时，血液流通顺畅，神经纤维受到的挤压消失，新妈妈就不会感到下腹阵痛了。这个过程是每个当妈妈的人都必须经历的，不属于个别问题。

由于经产新妈妈子宫内平滑肌的弹性受损，没有那么强的收缩力，子宫只能加强收缩的力度，因此，她们经受的疼痛要更剧烈一些，而且时间也会相对延长，这也是正常的生理现象。

怎样预防产后腰骶痛

产后腰骶痛指新妈妈分娩后出现的腰骶部疼痛，这是因为分娩后新妈妈盆腔内的组织不能很快恢复到孕前状态，子宫也未能完全复位，在一段时间内，连接骨盆的韧带松弛无力，以及在这个时期如果恶露排出不畅，导致宫腔内血液瘀积，引起腰痛。

平时应注意腰部保暖，并注意适当锻炼腰部。

产后应保证充足的睡眠，并经常更换卧床的姿势，同时还可以每天做膝胸位趴3次，每次15分钟，这样有助于子宫恢复前倾位。

产后不要过早跑步、走远路，同时还应避免弯腰、久站、久蹲，避免提过重或举过高的物体，以免导致产后子宫后位或子宫脱垂，引发腰痛。

如果腰痛未见减轻，反而日渐加重，或者持续时间已超过1个月者，应及时去医院就诊。

什么是子宫复旧不全

女性在妊娠期间，随着体内小生命的生长，子宫也会被撑得很大。当分娩结束后，子宫就会逐渐恢复至未孕的状态，这个过程被称为子宫复旧。

子宫复旧不全指的就是产后子宫收缩无力，导致胎盘滞留，或者产后恶露不绝的状况，亦称产后子宫复旧不良。中医称子宫复旧不全为"产后胞衣不下""产后恶露不绝"。前者是说分娩时胎盘剥离不全，滞留在新妈妈体内，此种情况极易致大出血，患者应慎重对待。后者是指分娩或流产后阴道不停排出血液。

恶露是判断子宫复旧情况的一面镜子。正常情况下，恶露有血腥味，颜色会随着时间的推移慢慢转淡，之后完全排干净。如果新妈妈在生产4周后阴道仍有血液流出，且成色混浊浓稠，有刺激性异味，经常感觉小腹坠痛，就要警觉是否是子宫复旧不全。

产后宫底下降情况也可以反映出子宫的恢复状态。当胎盘从新妈妈体内滑出后，子宫的位置在小腹部，但由于盆底肌恢复力量，12小时后宫底略有升高，在之后的日子里，它还慢慢缩小，产后一周子宫就能恢复到妊娠12周时的大小，产后3周回到骨盆腔内，产后6周就能够完全恢复到孕前状态了。

什么是盆腔瘀血综合征

盆腔瘀血综合征是一种较难治愈的病症，它多发生于25～40岁的女性身上，而且她们大多是经过两次妊娠或是有过流产史的女性。

👑 盆腔瘀血对女性的影响

患者多反映下腹时常疼痛，尤其在经前长久站立和性交后，疼痛更严重，影响女性正常的生活。

患此病会导致性生活质量下降，性交时女性会感到疼痛，症状严重时难以忍受，而且次日腰痛等症状会更加明显。

患者还会出现经前乳房肿痛、痛经、月经周期改变等情况。其中痛经是最普遍的，患者多是从经前就开始出现盆腔坠痛的症状，在月经的第一天情况最严重，从第二天开始好转，但是这一系列的病痛不会妨碍怀孕，即使是在发病期间，仍可以继续孕育下一代，只是病人常常会感到极度疲劳。

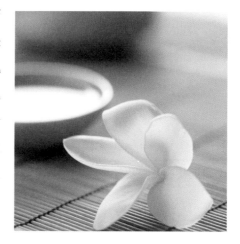

👑 盆腔瘀血的诱因

任何导致盆腔静脉流出不畅或受阻的因素，都可以导致盆腔静脉瘀血的出现。

♛ 对盆腔瘀血的防治

对于症状不严重的患者，不必担心，只要多加预防，劳逸结合就可以了。

对于症状严重的患者，也不要灰心，坚持每天膝胸位趴20分钟，再更改睡觉姿势，尽量采取侧俯卧位休息，盆腔疼痛的症状会明显减轻。

可用中医调养的方法，红花、川芎、当归等药材有活血祛瘀的功效。

情况严重者可以考虑进行手术治疗。

如何预防产褥感染

产褥感染是一种比较常见的"月子病"，它是由于新妈妈在分娩及产褥期生殖道受病原体感染而引起的炎症疾病。产褥感染的发病率为1%～7.2%，严重时可以导致新妈妈死亡。因此，新妈妈要知道患病的表现，防患于未然。

在临床上，产褥感染的主要症状是腹痛、发热、恶露异常。而患病前新妈妈大多感到疲倦、不思饮食、四肢无力、恶寒等。

感染并不严重的时候，症状通常表现为产道伤口感染、发炎，分娩时造成的创伤部位出现红肿热痛，症状只出现在局部，很少遍及全身。感染严重的时候致病菌深入体内，给一系列器官"制造麻烦"。如果细菌深入到子宫，新妈妈体温会升至38℃，时常感到下腹疼痛，恶露开始增多并出现异味，按压子宫时能感到疼痛。如果这时新妈妈还没有用药制止细菌的蔓延，子宫旁的器官则会产生脓肿，情况严重时还会引起头痛、恶心呕吐、腹肌紧张等症状。

如果再不制止，任凭炎症继续蔓延，腹膜就是细菌攻击的下一个对象，新妈妈极易患上腹膜炎，这时除发热、呕吐、腹痛外，腹式呼吸还会减弱或消失，因此需要格外注意。

最严重的情况是病菌感染了血液，患者得上脓毒血症，这时肺、肾都会出现脓肿，最后导致败血症。

产褥感染不容忽视，在平时的调理中新妈妈要时刻注意，其预防工作应从妊娠期就开始。

饮食多加留意，多摄入一些有助于补血补铁的食物，此外还要均衡营养，加强身体的免疫力。

在待产期间注意劳逸结合，把身体调养到最佳状态。

注意卫生。如果新妈妈患有妇科疾病，就更要注意自身的清洁，勤换内衣裤，洗浴时尽量采取淋浴。

产后发热是怎么发生的

新妈妈在刚刚分娩的24小时后，由于生产时的疲劳，会发热至38℃，但24小时过后，体温就会恢复原样，而且一直都应该是正常的。如果此后新妈妈出现发热，必须查清原因，以免耽误了最佳的治疗时机。导致产后发热的原因主要有以下几种：

♛ 泌尿系统感染

当潜藏在外阴的细菌经过尿道进入泌尿系统时，人体就会出现发热症状，有时也会发冷，同时还伴有尿频、尿急及腰痛等情况。

♛ 上呼吸道感染

分娩过后，新妈妈的抵抗力都会下降，极易着凉感冒，感冒时发热是在所难免的，同时，还伴有咽喉痛、鼻塞、流涕、咳嗽等症状。

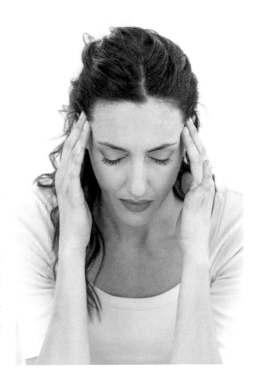

♛ 乳腺炎

在产后2~6周，没有哺乳经验的新妈妈极易患上乳腺炎，由于新妈妈没能及时将乳汁排出，很容易导致乳汁淤积。患病时，新妈妈通常会感觉双乳胀痛，手触时引发疼痛，乳头有破裂情况出现，身体发热，高温不退，皮肤上还会有红点出现。

♛ 急性肾盂肾炎

患急性肾盂肾炎的新妈妈身体会持续发热，轻捶肾脏部位时会隐隐作痛。

产后便秘的防治

♛ 产后便秘的原因

产后便秘是极其常见的一种疾病，原因有以下几点：

女性在妊娠期间子宫会逐渐增大，进而压迫到周围的直肠及肛门。

分娩时，会阴和骨盆都会受到伤害，通过神经反射，大便时不敢用力，易引发便秘。

分娩结束后，压力消失，子宫就处于松弛状态，外加肠壁平滑肌收缩力减弱，引起大便时无力，导致便秘。

产后长时间卧床休息，体内消耗不大，肠胃蠕动速度减慢，饮食方面多摄入高营养、高蛋白、少膳食纤维食物，产便不多，时间过长造成排便困难。

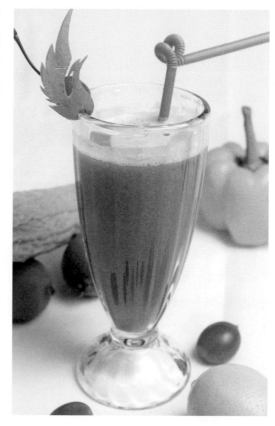

产后新妈妈开始分泌乳汁，致使体内的营养物质和水分混合，从而减少了肠道内的水分，导致大便干燥。

有些新妈妈没有养成按时排便的习惯，导致肠内残渣长时间地滞留，但肠道内的水分已经被吸干了，最终导致排便困难。

新妈妈不常食用蔬果也是导致便秘的原因之一。

♛ 产后便秘的防治

每天早晨空腹，用温水冲食蜂蜜，蜂蜜有润肠通便的作用，可以缓解大便干燥。

由于大便干燥多是由体内缺水引起的，因此最好保证一天内摄取2500毫升左右的水分，保证身体不缺水。

饮食要合理，注意荤素、粗细搭配。可采用食疗的方法缓解便秘。取核桃、芝麻、蜂蜜各50克，先将核桃、芝麻捣碎，煮熟后再加入蜂蜜冲食，早晚各服用一半，可以起到润肠通便、缓解大便干燥的作用。还可以适量泡服番泻叶，代茶饮用。便秘轻者取1.5～3克，严重者取5～10克。

如果新妈妈便秘情况很严重，可在医生指导下服用泻药。大便时也不要过度用力，以免造成子宫脱落。

做一些缩肛运动，适当锻炼骨盆底部的肌肉，促进肛门血液循环，有助于排便时肛门用力。

自我按摩也可促进肠道的蠕动。用手掌围绕肚脐，进行打圈按摩，顺、逆时针各20圈，再沿着刚才的路线进行小圈按摩，顺、逆时针各20圈。

产后为何容易得痔疮

由于新妈妈分娩时过度用力，极易导致会阴撕裂及脱肛发生，再加上产后出现的便秘，新妈妈很容易患上痔疮。肛门处的疼痛往往难以忍受，导致新妈妈不愿排便，而这样做又会加重便秘情况，如此恶性循环，对新妈妈急需休养的身体很不利。

便秘是形成痔疮的又一因素，而导致便秘的原因是肠道内水分的缺失。因此，新妈妈要多摄入水分，以保持肠道的湿润通畅，防止便秘的形成，还要养成定时排便的习惯，不要刻意地忍住大便，排泄物在肠道内停留时间过长会形成宿便，对身体不利。

预防痔疮的形成，先要从饮食上下手。辛辣、油腻的食物是导致痔疮发作的"隐形杀手"，在产后便秘期间不要进食此类食物。应多食用富含粗纤维的食物，促进肠蠕动，有助大便的排出，减轻肛门压力。

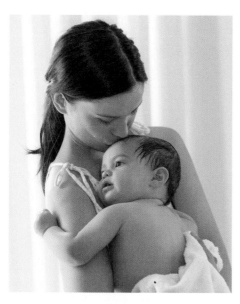

大便后要清洗肛门，以防细菌感染，患上外痔，在清洗时可用手轻力地抚摸，加快血液循环。

产后排尿困难怎么办

一部分新妈妈在分娩过后会出现排尿困难的情况，即使有了强烈的尿意，还是排不出来，抑或是排尿不畅，只有几滴，膀胱已经膨胀到很大了，可就是不能痛快地排尿。那么，这到底是什么原因引起的呢？

新妈妈在分娩过后，膀胱会向后移位，虽然移位不多，但会增加尿道和膀胱间的角度，给排尿造成阻力，引起排尿不畅。

分娩时胎宝宝出产的时间过长，会压迫膀胱，导致其收缩力减退，逼尿肌无力，排尿出现困难。

妊娠期间膀胱的容积过大，分娩后对内部增加的尿液感觉不明显，无法产生尿意。

新妈妈在生产时造成了会阴的撕裂，排尿时会刺激到伤口，神经反射阻止排尿，进而造成了排尿困难。

还有一种情况就是有些新妈妈不习惯在床上小便，心理有压力。其实，新妈妈要尽量每隔5小时就排尿一次，以防膀胱肿大严重，造成尿潴留。

产后排尿困难是种常见的现象，新妈妈不用太担心。解决排尿困难的方法有以下几种：

● **诱导法** 用热水袋敷于新妈妈的小腹，并用手掌轻压膀胱处，使其产生尿意，如不见效，可以用温水刺激新妈妈的外阴，让患者产生排尿的幻觉。或是让新妈妈听流水的声音，诱导其排尿。

● **照射法** 现在有一种红外线灯，用它在新妈妈膀胱处照射15～20分钟，就能使新妈妈顺利排尿。

● **饮水法** 能让新妈妈排尿的最直接方法就是饮水，新妈妈饮水1000毫升，1小时后进入尿意高峰期，此时是排尿的最佳阶段。

● **按摩法** 关元穴、气海穴位于膀胱附近，按压它们有利膀胱肌的收缩，再配以三阴交穴配伍按摩。

● **导尿法** 如若以上各法均不能奏效，而膀胱又胀满难抑，新妈妈可以进行插管导尿，可将导尿管留在体内1～2天，逐渐缩短开放时间，待膀胱恢复原有张力，即可拔出。

● **放松心情法** 不要给自己加重心理负担，平复一下情绪，可以尝试放松压力，集中注意力。

产后为何容易尿失禁

女性的骨盆底连接着子宫和膀胱，当子宫由于分娩发生改变时，膀胱也会受到牵连。因此，很多新妈妈在产褥期都会出现尿失禁的情况。伴随着咳嗽和喷嚏，尿就出来了，跑跳等冲击力较大的运动也会导致尿液的渗出，严重时听到流水的声音，都会引发小便失禁。所以，新妈妈可以锻炼盆底肌，增加它对尿液的"截流"作用。

新妈妈只要随时收缩盆底肌肉，用力收缩时就像是在憋尿，松紧交替的锻炼对治疗尿失禁很有效。也可以在排尿时，中途有意停住，暂缓3～5秒再继续，这样能有效锻炼尿道的括约肌，缓解尿失禁症状。

为了缓解产后尿失禁，新妈妈可以自行按摩小腹，取仰卧位，手掌叠放于小腹中部，围绕肚脐顺时针按摩，每次保持5分钟，早晚各1次，能够有效缓解尿失禁。

饮食方面还要多吃粗纤维、利尿的食物，养成定时排尿的习惯，以减少腹部的压力。

什么是乳房湿疹

乳房湿疹是一种出现于女性乳房的皮肤过敏性疾病。它就像皮肤湿疹一样，会出现丘疹、水泡，但不会导致乳头变形，也不会导致乳头糜烂，只要及时治疗就能够痊愈。此病多见于哺乳期的新妈妈，而且患病多为双侧，少量单侧患病。产生丘疹的位置多在乳房下部，乳头及乳晕处也有，有时会累及乳头周围的皮肤。它分为三种类型，可以转化发作。

● **急性乳房湿疹** 乳房皮肤处会出现小丘疹，颜色微红，有瘙痒感觉，抓挠后会破损并伴有液体流出，严重时会出现糜烂现象。

● **亚急性乳房湿疹** 它是由急性乳房湿疹转化来的，乳房的大部分皮肤都会出现丘疹，糜烂面会结痂，夜间有明显的灼热和瘙痒感觉。

● **慢性乳房湿疹** 它是由亚急性乳房湿疹转化而来的，在这一阶段，新妈妈就能明显地感到乳头表层的皮肤变厚，乳头出现皲裂现象，并伴有阵发性疼痛。

产后乳腺炎的症状及防治

♛ 不同时期不同症状

● **初患期** 在刚患上急性乳腺炎时，新妈妈体温会升高至38℃左右，乳房会有胀满感，且伴有疼痛，在给宝宝授乳时情况更甚，乳汁分泌不畅，偶感周身不适，不思饮食，心烦气躁，乳房还会出现由乳汁积淤而引起的肿块。在这一阶段，肿块经过治疗就能消散，新妈妈可以不用担心。

● **化脓期** 化脓期最明显的症状出自于乳房肿块的变化。在开始阶段，乳房的局部逐渐变硬，肿块开始增大，身体上会出现高热、便干、四肢无力、同侧淋巴结肿大等状况，4~5日后脓肿开始形成，常伴有乳房跳痛，按压肿块会有波动感，有可能向皮肤表面溃破。如果是乳房深部的脓肿，按之波动不明显，要尽快切开引流。有时一侧乳房内可存在数个脓腔，它们的深浅、大小都不一致。

● **溃后期** 溃后期指的就是脓肿的破溃阶段。在皮肤浅层的脓肿，常常可穿破皮肤排出脓液，形成溃烂，或者是乳汁从创口溢出，形成乳漏。在皮肤深层的脓肿，可穿过脂肪，形成乳房后位脓肿，情况严重时可引发脓毒败血症。

👑 乳腺炎的防治

新妈妈出现乳腺炎的症状时，如果是在初期，可以尝试下列方法进行缓解：

要注意休息，可以不用断奶，但暂时不要用患侧乳房授乳，并及时清洁乳头乳晕。

用吸奶器帮助乳汁排出，以防乳汁淤积。必要时可以切开引流，但在这个时候要终止哺乳，以防细菌侵入。

可以用冰袋外敷，帮助减缓局部充血和水肿的状况。如果水肿明显，则可以用25%的硫酸镁溶液热敷。

治疗急性乳腺炎以广谱抗生素为主，但也可选用青霉素、红霉素、头孢等抗生素进行消炎治疗，症状十分严重时可采取静脉滴注决。

选用中药敷治。可以选用如意黄金散敷在乳房的肿块处。

脓肿形成后，应及时切开引流，以免病症深入。

患者可以将仙人掌捣碎，外敷于局部硬结处，也有助于缓解病症。

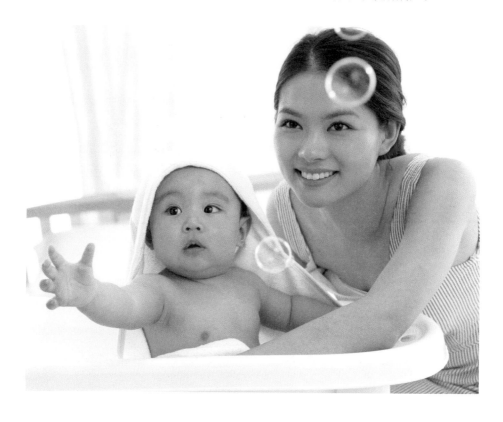

怎么保证乳腺畅通

　　母乳喂养成功的关键，其中有一条就是排空乳汁。在授乳过程中，若乳汁分泌过多，新妈妈千万不要置之不理，不要留着乳汁等宝宝饿的时候再吮吸。当乳房中有多余的乳汁时，乳腺导管就会受到阻碍，促使乳汁的分泌量减少。当乳房内存有多余的乳汁时，可以用吸奶器或手将乳汁挤净。

👑 排空乳汁的益处

　　对于已经开始工作的新妈妈来说，每日排空乳汁更是必要，它可以保证宝宝在家能有充足的母乳食用。而对于早产儿的妈妈来说，最好每日多次挤奶，每天6～8次，这样才能保证宝宝有大量的奶水吃。乳房是能够自动调理的供给器官。当吮吸的次数多了，它自然会分泌出更多的乳汁，如果乳房中总是存有剩余的乳汁，它就会逐渐减少分泌量。而挤奶的动作与吮吸有异曲同工之妙，可以刺激乳腺分泌更多的乳汁，新妈妈在喂养宝宝时就不用再添加别的辅食，可以进行纯母乳喂养。

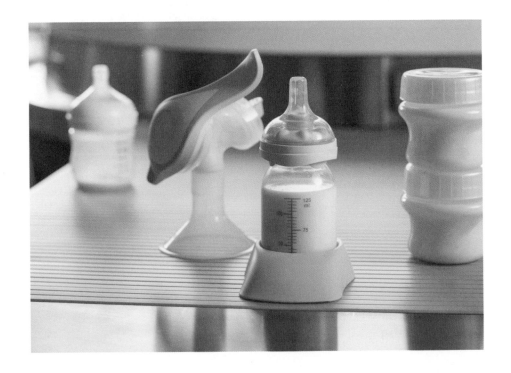

👑 排空乳汁的注意事项

挤奶前要准备好盛奶的器皿，将双手和乳房清洗干净。大拇指按压住乳晕，其余四指由侧边向内进行挤压，并不时转动方向，挤净乳房内所有的奶，以保持乳腺畅通。

乳头皲裂怎么办

乳头皲裂的新妈妈在授乳时要承受巨大的痛苦。她们的乳头、乳晕会出现大小不等的裂口、溃疡，严重时还会出现糜烂。当裂口结疤后，还会阻碍宝宝的吮吸。

👑 新妈妈乳头皲裂的原因

宝宝吮吸方式不正确，再加上喂奶时间过长，极易造成乳头出现裂口。

有些新妈妈乳头的皮肤过于娇嫩，经不起宝宝长时间的含咬，造成乳头皲裂。

新妈妈乳汁分泌过多，致使乳头总在奶水中浸泡，引起糜烂的发生等。

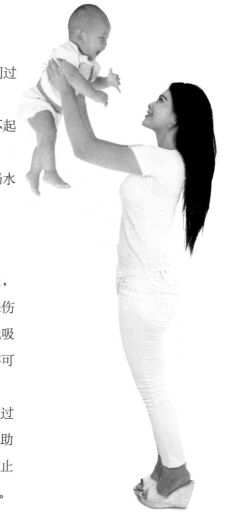

👑 新妈妈缓解症状的方法

在授乳前，可以用热毛巾敷在乳头处，使之变软，以防止宝宝大力吮吸给乳头带来伤害。在授乳时，要注意纠正宝宝不正确的吮吸方式，让其含住乳头和大部分的乳晕，这样可以有效防止皲裂的发生。

要想缓解乳头皲裂的发生，可以在授乳过后涂抹一些橄榄油。橄榄油中的成分可以帮助皮肤修护被损伤的部分，或选择一些具有防止皲裂的润肤露，也可以加强乳头的湿润程度。

以上各法都能有效缓解症状，如果情况十分严重，新妈妈就要及时就医。

新妈妈为何容易产后抑郁

产后抑郁症是一种精神疾病，患者多感觉心情抑郁，对任何事情都没有兴趣，因为是在产后发生，故而得名产后抑郁症。有的发病于产褥期，有的发病于产后3个月或产后1年内的任何时间。

♛ 症状

患有产后抑郁症的新妈妈多会感到不安、伤心、焦躁、易怒、敏感、注意力不集中，时而流泪，觉得自己很委屈，甚至对亲人都常常板着脸。严重时还会出现不思饮食、心悸、出汗、头晕等症状，睡眠质量也大打折扣。

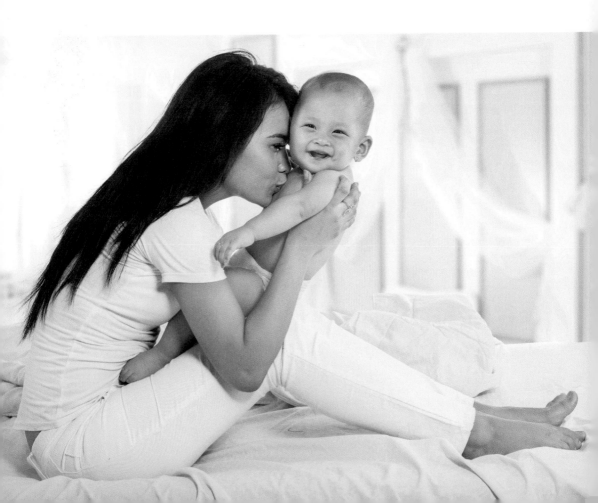

♛ 原因

● **内在原因** 新妈妈在分娩前，难免会联想到生产时的艰辛，分娩过后又会担心将来，时间长了就会给精神造成压力。另外，妊娠和分娩还会引起内分泌发生变化，身体不能及时适应。经研究表明，好胜、有责任感的新妈妈较易患上产后抑郁症。

● **外在原因** 如果新妈妈的家庭情况不是很富足，新妈妈就容易担心宝宝的未来，增加自己心理上的负担；家庭中出现了某些变故也会给新妈妈的生活加重压力；出院较早也会致使新妈妈对自己以及宝宝的健康程度出现疑问，加剧不安的情绪；家人鼓励和支持的缺乏也会使新妈妈出现产后抑郁症，她们多会感到委屈，孤立无援。总之，家庭的环境对产后新妈妈的心情会有影响。

Chapter

5

产后巧修身，甩掉大肚腩，骨盆不变形

产后何时开始锻炼

● **自然分娩**　产后没有任何并发症，在征得医生或护士同意的情况下，在分娩第二天开始，新妈妈就可以下地做一些轻微的运动，它可以帮助新妈妈尽快地恢复身体健康。如果新妈妈产后的恢复情况不是很理想，就要在床上多待些日子，等身体可以承受一定运动量时再开始下地活动。

● **剖宫产**　生产后新妈妈在拆线前只可以翻身或下地走路，拆线后一周才能开始活动。如果在生产时子宫受到的伤害比较大，最好等到伤口完全愈合再进行锻炼。产后1个月，如果身体没有并发症，新妈妈可以做一些简单的锻炼，例如仰卧起坐、抬腿运动等，它们可以帮助新妈妈锻炼腰腹部的肌肉，减去腹部和臀部的多余脂肪。

但要注意，不论新妈妈恢复得有多好，在分娩后6周内，运动的时候要尽量做一些步骤简单的动作，且动作要轻柔，在锻炼过程中如果感觉不舒服应立即停止，及时向医生咨询。

产后锻炼的注意事项

产后的锻炼可以促进新妈妈体内的微循环，增强新陈代谢能力，加快其身体的恢复。但是锻炼不可以随心所欲，特别是对于刚刚结束分娩的女性，有很多需注意的地方。

● **运动时间不宜过长** 新妈妈的身体如果还没完全恢复，长时间的运动只会给身体造成很大负担。

● **运动强度不宜过大** 新妈妈的锻炼强度最好是依据自身的情况而定，在运动刚刚开始的时候要掌握好力度和幅度，随着时间的推移再慢慢增加。

● **不同生产方式采用不同运动方式** 对于剖宫产的女性来说，过早地进行运动对身体是一种"虐待"，伤口还未愈合就开始大幅度的运动，有可能造成伤口的再度撕裂，给新妈妈带来更多痛苦。顺产的女性可以先从缓慢行走开始，当身体已经可以适应这种频率的运动后，再开始进行户外的散步，运动的上限是心跳没有加快的迹象。

● **劳逸结合** 不管身体恢复的情况如何，在运动过后都要保证自己有充足的睡眠和休息时间。

简单易行的锻炼方式

产后的妈妈们不但要忙着照顾宝宝，还要操劳自己的事业，一天下来筋疲力尽，根本没有时间去健身房锻炼身体，美体塑形的美好愿望就成了泡影。其实，在生活中就有一些简单易行的锻炼方法，可以让新妈妈们在闲暇时间就能轻松、健康地瘦身。

在哄宝宝开心的时候可以选择吹气球，鲜艳的颜色能够吸引宝宝的注意，而新妈妈可以通过吹气球来锻炼自己腹部的力量。

到公司时可以摒弃电梯，选择爬楼梯。上楼时只用前脚掌接触台阶，那样可以有效地锻炼小腿肌肉。

在家也可以踮起脚尖走路，一来不会吵醒宝宝，二来可以给自己的腿部一次锻炼的机会。

在等红绿灯、排队接水的时候可以刻意让自己的身体挺拔起来，随时随地进行修体塑形。

产后自我按摩

产后按摩是帮助还不能下地走路的女性提前锻炼的一种方式，它不需要别人的帮忙，新妈妈自己就能够进行。

♛ 乳房自我按摩

最好在产后48小时内进行，它可以促进胸部的血液循环，加快乳汁的分泌速度，从而提供给宝宝充足的饮食量。

按摩方法如下：一只手从乳房根部向上用力，将乳房托起，另一只手从乳房根部向乳头方向推，如此来回20次即可。用拇指、食指和中指轻轻地在乳头部捻转，时长约半分钟。用双手包住乳房轻轻振荡，再轻力顺时针揉动，当感觉血液流动加快时即止。

♛ 腹部自我按摩

按摩腹部可以刺激子宫肌收缩，促使子宫腔内恶露顺利排出，同时也可以紧致腹部肌肉。

按摩前在手心中滴些橄榄油，均匀地涂抹在小腹上，以肚脐为中心，开始顺时针轻力打圈，当皮肤的温度上升后就可以采用揉捏的动作，每次按摩5～10分钟就可以。

产后四项保健运动

产后的保健操可以帮助新妈妈缓解产后的不适症状，加快恢复速度。这个保健操有四个步骤，每个步骤针对不同的部位，当然，如果新妈妈某一部位的情况比较"严重"，可以多次重复那一个动作。

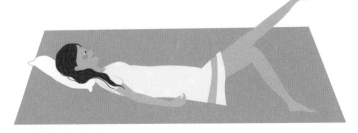

● **针对腰腹** 新妈妈取仰卧位，双臂平放于身体两侧，深吸气深呼气。在一吸一呼间，腹壁和内脏都会被牵引，从而达到运动的效果。

● **针对双腿** 新妈妈取仰卧位，双臂平放于身体两侧，双腿一同高举，使之与身体成一定角度，之后再左右腿轮流高举。如此反复，大腿的肌肉就会得到有效的锻炼。

● **针对臀部** 新妈妈取仰卧位，双腿弯曲，两脚平放在床上，双足和肩膀用力使臀部抬离床面，臀部的肌肉力量就会得到加强。

● **针对肛门** 产后容易发痔疮，多做缩肛运动不仅能防止这种情况的发生，还能锻炼盆底肌肉。做法是深吸一口气，用力将肛门上提，然后放松。

产后第一周的保健

分娩过后的第一周，新妈妈的身体还很虚弱，因此在保健时要注意运动幅度不宜过大，以自己能够承受的基准为上限。

♕ 产后第一天

● **腹式呼吸** 这是最简单易行的保健方法，随时随地都可以做。新妈妈只需进行深呼吸即可，深度的呼吸可以带动腹部的运动，每天2～3组，每组15个。

● **锻炼盆底肌** 当新妈妈觉得自己身体状况允许的时候，可以适当做一些蹲起运动，它可以增强盆底肌的力量，不仅有助于排出体内的恶露，还能够帮助分娩后伤口的愈合。

● **蹬三轮运动** 这种运动最好是在新妈妈阴道伤口不是很疼的时候做。因为这一运动要求新妈妈两腿分开在空中进行踩蹬，就像蹬三轮一样，可锻炼大腿肌肉。

● **转动头部** 在床上时间久了头会一阵阵发昏，这时适当转动一下头部可以使头脑清醒。

● **倾斜骨盆** 新妈妈平躺在床上，两臂放于身体两侧，进行类似翻身的动作，但只需将腰抬起即可，左右交替进行，常做此动作可以使腰部变得纤细。

👑 产后第二天

● **舒展双臂** 下肢不方便运动时，可以运动一下上肢，它能够解除双臂的酸痛麻木，增加血液流量。运动时可以采取双臂绕环和双臂伸直对拍的形式。运动的时长可由自己控制，感觉酸痛时就可以停止。

● **活动下肢** 分娩过后下肢是最疲劳的，再加上恶露的排出，很容易导致下肢麻木，这就是双腿需要活动一下的信号。新妈妈可以在床上小范围地舒展一下双腿，双腿交替抬起放下，帮助下肢加快血液循环。如果感到下体不适就立即停止。

👑 产后第三天

产后第三天新妈妈的身体已经开始有所恢复，可以适量做一些锻炼肛门和骨盆的动作，帮助会阴和阴道快速恢复。新妈妈平躺在床上，双腿弯曲微微收拢，两手置于腹部，向上提气，收缩肛门，呼气放松。如此反复，早晚各1次，每次20遍。

👑 产后第四、第五天

● **锻炼腹肌** 新妈妈平躺在床上，双腿弯曲微微收拢，双手成前平举姿势，起身向膝盖方向伸，动作幅度可因新妈妈身体的恢复情况而定，如果感觉身体没有大的问题，可以尝试仰卧起坐。在锻炼时速度越慢越有效，它可以加强新妈妈腹部肌肉的力量，起到消除多余脂肪的作用。

● **保护子宫** 新妈妈趴在床上，用枕头垫在腹部，枕头一定要软硬适中。新妈妈的头偏向一边，保持自然呼吸即可。在分娩刚刚结束的时候，子宫还没有完全恢复原状，极可能因为长时间的仰卧而移位，而适时趴着就能防止子宫后位，促使它回到正确的位置。

👑 产后第六、第七天

● **做拱桥** 这个"拱桥"不需要把整个身体都拱起来，只要保证能够使用到腰部的肌肉就可以了。新妈妈平躺在床上，双腿弯曲微微收拢，双手放于脑后，双肘交叉。用肘部和双腿的力量将臀部抬起，越高越好，停留一段时间，再慢慢放下。调整呼吸，再继续做，每天早晚各1次，每次5～7个即可。

● **运动下肢** 新妈妈可以坐在床边，用双脚夹住衣服或枕头等柔软物体，尽力把腿往上抬，当腿与身体呈直角时再缓慢放下，必要时可以用双手扶床支持身体。这个动作可以加强腿部和腰部的肌肉紧实度，数量依据新妈妈的身体状况而定。

产后第二周至产褥期的保健

产后的第一周是身体最虚弱的时候，随着时间的推移，新妈妈的身体也开始了"复苏"。在第二周的锻炼中，运动的强度和难度也都要有所增加。

● **后仰运动** 新妈妈坐在床上，双腿盘起来，双手交叉放在腹部，这时身体向后仰，当感觉腹部的肌肉开始紧绷时，停止后仰，尽量保持这个姿势一段时间，感觉肌肉酸痛时可立即用手向后支撑住身体。这个动作尤其锻炼腹肌，对产后新妈妈的"游泳圈"很有"杀伤力"。

● **向后踢腿** 新妈妈跪在床上，双手与床面呈直角支撑身体重量，嘴闭紧，用鼻孔缓慢呼吸，一直保持抬头的姿势。这时可以向后上方尽量踢一条腿，上身要保持平直，双腿交替进行。

产后瘦身四大诀窍

♛ 减少盐或调味品的摄入

因怀孕时各种因素而产生的水分，必须在妈妈分娩后慢慢地排出。因此，若是在坐月子期间吃的食物太咸或含有较多酱油、番茄酱等调味品，或是食用腌渍食品、罐头食品等，都会使身体内的水分潴留，不易排出，体重自然无法下降。这就是为什么新妈妈在产后第一周最好不要喝太多水的原因。如果在关键性的第一周不能达到产后"利水消肿"的目的，反而没有顾忌地喝水，就不容易促进水分的排出，也会对乳汁的成分产生不利影响。

♛ 实施阶段性食补

产后第一周的主要目标是"利水消肿"，使恶露排净，因此绝对不能大补特补。正确的进补观念是：先排恶露、后补气血，恶露越多，越不能补。还要掌握阶段性食补的概念。简单地说，就是前两周由于恶露未净，不宜大补，饮食重点应放在促进新陈代谢，排出体内过多水分上。如，第一周以麻油猪肝为主要食品，帮助子宫排出恶露与其他废物；第二周则以麻油腰子活化血液循环，预防腰酸背痛；等到第三、第四周，恶露将净，才可以开始吃麻油鸡，补血理气。有些新妈妈不忍心拒绝家人的爱心表示，生产一结束就吃麻油鸡，从月子第一天到月子的最后一天一直进补，不胖才怪！除此之外，饮食上更应力求清淡、少盐、忌脂肪、趁热吃饭、细嚼慢咽、谢绝零食等，如能遵守这些原则，月子内的进补就不会发胖，可谓两全其美。

♛ 使用腹带和及时运动

生产过后一定要绑腹带，这样不但可以帮助身材的恢复，还有预防内脏下垂和皮肤松弛、消除妊娠纹的作用。不过，要用真正为新妈妈生产设计的腹带，它可以自由绑腹，由下往上沿着身体曲线缠绑，这样才能将下垂的腹部完全提起并予以支撑、塑型。一般来说，产后14天就可以开始进行腹肌收缩、仰卧起坐等运动，喜欢有氧舞蹈的妈妈，则要等上6周才可以重新开始。总之，产后运动只要持之以恒，效果会很好。

♛ 亲自哺乳

妈妈的身体为了制造乳汁，会将怀孕期间所储存的脂肪一点一点消耗掉。每天制造乳汁要消耗500~800卡热量，许多医学研究都证明，亲自哺乳的妈妈能更快恢复身材，并且可以降低乳腺癌、卵巢癌的发生率。

产褥期后的瘦腿操

● **腿部锻炼** 新妈妈只要将两腿分开与肩同宽，脚尖向前，慢慢地使身体往下降，这时上身一定要挺直，当感到身体不可能再往下降了，再缓慢地站起。

● **恢复腿形** 这个动作要借助椅子、桌子等外在物体的帮助，新妈妈可以找一个宽敞的地方，扶住身旁的物体，将腿尽可能地向四面八方踢，这样可以增加下身髋关节的灵活度，帮助重塑完美腿形。

如何恢复平坦小腹

● **腰腹部锻炼** 对于新妈妈来讲，腰腹部的赘肉问题是最突出的。新妈妈平躺在床上，双手平伸放在身体两侧，大腿用力绷直，慢慢地抬起，当与上身垂直时再慢慢放下，如此反复做10次。速度越慢越好，以后可以根据身体情况逐渐增加次数。

● **腹部运动** 相信仰卧起坐谁都会，它可以帮助你减少腹部的赘肉，增加肌肉的紧实度。双手交叉抱住头部，双腿弯曲收拢，用腹部力量使上身直立，双肘碰到膝盖再躺下，反复锻炼就可以锻炼出坚实的腹肌。新妈妈则可以增加一下难度，在双肘碰到膝盖后，将上半身向腿旁扭转，这样有利于腹部侧面肌肉的锻炼。每天早晚各1次，每次15～20遍。

健胸美乳应注意什么

● **胸部锻炼** 因为哺育的关系，新妈妈的胸部通常都会变得松弛下垂，这就要求新妈妈加强对胸大肌的锻炼。举哑铃是个好方法，如果没有也可以用矿泉水瓶代替。新妈妈立正站好，双臂垂直放在身体两侧并各握一瓶水，抬臂到胸前，停留3秒再还原，如此每日重复10～12次。

● **挺胸运动** 新妈妈平躺在床上，手成侧平举姿势摆在身体两侧，双手击掌，再慢慢恢复原状。如此重复可以使背部越发挺直，增加乳房弹性，防止松弛。每天早晚各1次，每次15～20遍。

Chapter

6

产后依然可以又美丽又幸福

如何通过调理改善色斑

新妈妈脸上的色斑是从妊娠2～5个月时开始长出来的，它一直要持续到身体内分泌恢复后才会消失，严重时色斑只会淡化，不能够消失。这是怀孕的正常现象，新妈妈们躲不开也避不掉，只能从日常的行为中加以调理，争取减少色斑对脸部的"骚扰"。

● **多食用维生素C丰富的水果** 维生素C有助于美白，能够起到淡斑的功效。柠檬中含有丰富的维生素C，可以切成片状泡水，必要时可以加入蜂蜜，每天早晚饮用，坚持一段时间相信可以帮助你解决烦恼。

● **保证良好的睡眠** 睡眠质量和睡眠时间都是需要注意的，对于女人来说，8个小时的黄金睡眠是极为珍贵的，睡眠不足不仅会导致黑眼圈的出现，还会导致脸色灰暗，进一步增强色斑的"势力"。尤其是在产褥期的女性，照顾宝宝很劳累，一定要抓住空闲时间多休息。

● **多排泄体内废物** 肠道中的代谢废物能通过粪便排出体外，如果排便不及时，毒素没有被适时排出体外，身体就会再次吸收，导致毒素在身体内循环，从而加重肤色的暗淡程度。因此，新妈妈在饮食中要多喝水，加快体内的排毒速度。除此之外，还要养成定时大便的习惯。

● **保持积极的心态** 当一个人怀着消极、焦躁、烦闷的情绪时，相信她的脸色也不会好到哪里去，相反，保持乐观向上、平和愉快的心态就可以调节体内的循环，使脸色看起来更加光亮红润。

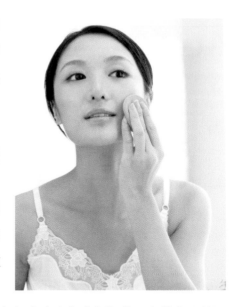

关于妊娠斑、妊娠纹的问题

妊娠斑就是我们平常所说的黄褐斑、蝴蝶斑。由于孕期体内激素的分泌量增多，斑的颜色会越来越深，产后激素分泌量减少，斑又会慢慢变浅。

受妊娠期体内激素的影响，大多准妈妈身上会长出妊娠纹。它的出现是因为腹部和大腿等地方开始膨胀，皮肤日益变薄，当皮肤的弹力纤维与胶原纤维因拉扯而遭受损伤或断裂时，皮肤上就会出现一些宽窄不同、长短不同的粉红色或紫红色的花纹。分娩后，它们就会逐渐消失，留下白色或银白色有光泽的瘢痕线纹。

许多新妈妈在还没有出现妊娠纹时就开始了防护措施。

防晒是拒绝妊娠斑的一大有力武器，经过日光的暴晒往往会导致色斑颜色加重，紫外线就是罪魁祸首。因此，在外出或辐射较强烈的地方，新妈妈要记得涂抹防晒霜，尽量减少对皮肤的伤害。

女性在怀孕时体重增长是正常现象，但是每个月的增长幅度不要超过2千克，增长过快也有可能导致妊娠纹出现。

如何减少产后脱发

大多数新妈妈都经历过脱发的阶段，并曾经为此忧心忡忡，其实，头发的生长和脱落都与身体中雌激素的分泌量有关。在妊娠阶段雌激素的分泌量增多，头发的更新速度就会变慢，将要脱落的头发也会继续"在岗位上驻守"；分娩过后雌激素的分泌量减少，头发的更新速度就会加快，因而导致新妈妈产后脱发特别严重。这在医学上被称为"分娩后脱发"，据统计，35%～45%的新妈妈都会出现这种现象。产后脱发大约要持续三四个月的时间，这段时间新妈妈要做一些努力，尽量把秀发保养得好一些。

♛ 不要给自己压力

新妈妈要认识到产后脱发是一种正常现象，不要总是愁眉苦脸，紧绷的心情只会越发加重脱发情况，如此恶性循环，对自己没有好处。

♛ 均衡饮食

多吃含铁的食物，比如豆类、蛋类、鱼类；黑芝麻、玉米等食物的植物蛋白较为丰富，对头发有好处；补碘能增强头发的光泽，可多吃海带、紫菜、牡蛎等食品。

♛ 选择适合自己的洗发用品

现在市场上出售的洗发用品分很多类，要找到适合自己的那一款，油性发质就一定要用适合油性发质人群使用的洗发用品。清洗时可以用十指略加按摩，促进头皮血液循环，有利于头发的新陈代谢。洗完后，还可以使用护发素，在头部轻轻进行按摩。

♛ 补充B族维生素和谷维素

B族维生素和谷维素对防止产后脱发很有效果，因此，含有B族维生素的牛奶、新鲜肉类、绿叶蔬菜和含有谷维素的谷物胚芽都是新妈妈缓解产后脱发的最好选择。

产后何时恢复性生活

和谐的性生活能使夫妻间的关系更上一层楼，在产褥期的女性性欲一般都比较低，但随着时间的推移，性要求慢慢就会有所增加。那么，新妈妈在什么时候恢复性生活是最合适的呢？

恢复性生活的时间与新妈妈自身的状况调整有关。产后身体恢复顺利的新妈妈，产后2个月就可以恢复性生活，这是因为新妈妈生殖系统的恢复时间要6~8周。而剖宫产新妈妈的伤口愈合较慢，时间还应延长，最好在3个月之后。

在子宫未收缩完全之前，子宫内胎盘附着的地方没有恢复原样，子宫内口未完全闭合，这时如果开始性生活就会使病菌侵入，容易引起产褥感染，损伤阴道，严重时会引起产后大出血。特别要提醒一下，如果恶露未净，就表示子宫尚未完全恢复，要绝对禁止性生活。

因此，产后的2个月之内，新妈妈要尽量避免过性生活。可以阅读一些关于性知识的读物，了解不应有性生活的原因，俩人互相谅解、合作，待新妈妈身体完全恢复后再开始性生活。

产后避孕不可忽视

很多刚生完宝宝的新妈妈会面临性生活的一个大问题：既要防止意外怀孕，又不能因服药影响内分泌，还不能在仍旧脆弱的子宫上附加避孕器械。产后避孕，怎么做才妥当？

国际家庭计划研究所最近一项研究表明，如果女性产后进行完全哺乳，即持续用母乳喂养，直接让宝宝吮吸乳头，且月经尚未恢复，就可以不采取避孕措施。不过，目前中国女性很难做到上述严格要求，所以，产后3个月月经正常后，就应采用其他方法避孕。

安全套是最普遍的选择。顺产后满3个月、剖宫产后满半年的哺乳期新妈妈，也可放置避孕环，但要在医生帮助下，对避孕环的形状、型号加以选择，若出现不规则出血、白带增多、月经延迟、腹痛等症状，应尽早就医。

对哺乳的新妈妈不推荐选择避孕药，万一要用，可选不含雌激素的纯孕激素类避孕药，才不会引起哺乳期新妈妈的不良胃肠道反应。皮下埋植缓释避孕药物、甲地孕酮等纯孕激素类口服避孕药也此较安全。但最好还是不用药物，以免对母乳乳汁造成不良影响，甚至影响到宝宝的健康。

不想再生育的新妈妈也可做绝育手术，但有严重的神经官能症、性疾病或生殖系统炎症的哺乳期新妈妈不适合这种方法。

产后性生活注意事项

经过产后的休养，夫妻俩终于可以回到以往的甜蜜时光了。但是，在再次享受甜蜜时光的时候，夫妻俩一定要注意一些生活细节。

产后首次夫妻生活时，由于从妻子怀孕后期到身体恢复的时间较长，丈夫可能较冲动，但这是最不可取的，如果动作过于激烈会给妻子带来不适，也容易引起会阴组织损伤、出血或裂开。丈夫动作一定要轻柔，如果出现阴道出血状况，应立即就诊，不要自己止血了事，以免延误最佳治疗时机。

新妈妈生产时如果做了侧切手术，就一定要等伤口完全恢复了再开始性生活，以免用力时产生酸痛。

如果会阴伤口硬胀，可以用温热水冲洗，并加以按摩，这样可以加快伤口的愈合及伤疤的软化。

新妈妈们在身体恢复阶段就要开始锻炼盆腔和腹部肌肉，力求恢复产前的最佳状态。

在甜蜜前要准备一些水溶性润滑剂，以减免性交时的干涩感。夫妻甜蜜前可增加爱抚和亲吻动作，一番亲昵的耳语就可以唤起性欲，帮助降低性生活时可能出现的疼痛。

一部分新妈妈产后即使没有恢复月经，也开始了正常的排卵，因此同样有怀孕的可能，应选择安全的避孕方法。哺乳期最好不用药物避孕，以免药物通过乳汁对宝宝的健康造成不良影响。最好使用避孕套避孕。

怎样拯救阴道松弛

女性生产时阴道通常都会受到不同程度的拉扯，松弛的阴道使性生活的质量大打折扣。阴道的极度扩张导致性交时摩擦力减弱，对阴茎的"紧握"力下降，夫妻双方的性快感都会降低，严重时还会导致夫妻间感情转淡。

当然，不仅顺产者会出现阴道松弛的状况，即使是进行剖宫产手术的女性阴道的紧缩力也会出现松弛现象。女性阴道直径一般为2.5厘米，它是一种可以扩张的器官，当胎宝宝经过阴道分娩时，阴道就会扩张到约10厘米，因为受

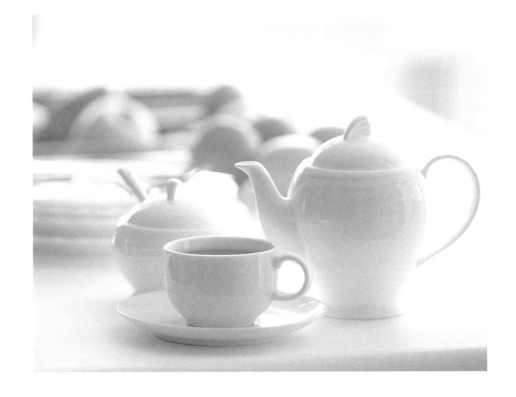

到宝宝身体的拉抻，阴道内肌肉和处女膜就会受到破坏，导致阴道弹性明显下降。那么，新妈妈该从哪些方面来拯救它呢？

改善阴道松弛就要使它周围的肌肉紧致起来，新妈妈可以在小便时有意憋住。在小便中途暂停几秒钟，之后再继续排尿，可以显著提高阴道周围肌肉的张力。经过一段时间的反复锻炼后，就可以提高阴道的紧缩力了。

在有便意的时候，有意屏住并紧缩肛门，如此反复提肛，可以很好地锻炼盆腔肌肉。

身体仰卧放松，食指轻轻插入阴道，身体用力收缩并夹紧阴道，持续3秒后放松，再夹紧持续5秒后放松，如此反复练习即可增强阴道肌肉的弹性。

还有一种方法很简单，随时随地都可以进行锻炼。双腿站开，紧绷臀部两侧的肌肉，使之向内靠拢，膝部外转，然后收缩肛门括约肌，简单的类似憋尿的动作。每天练习10分钟就能有良好的效果。

躺在床上喂奶易患病

有些新妈妈为了图方便，很爱在床上躺着给宝宝喂奶。其实，这是一种非常不好的习惯。宝宝的身体尚未发育完全，咽鼓管比成人要短，且位置较低，且宝宝的抵抗力还不强，对于侵入的细菌没有抵抗力，因此，极易遭受病菌的侵袭。当妈妈采取卧位喂奶时，乳汁、宝宝的呕吐物极易从宝宝的耳道进入，严重时会导致宝宝患上急性化脓性中耳炎。

有些新妈妈因为分娩时造成了阴道撕裂，躺下、坐起来都不是很方便，这种情况下可以让家人准备一个较厚的靠垫，把新妈妈上身支撑起来给宝宝喂奶。晚间需要授乳的新妈妈要坐起，不能因为犯懒就躺在床上喂奶。喂奶时可以让宝宝的头部枕在妈妈的肘部，总之要想办法使宝宝的头部抬高，减少异物进入耳道的概率。

哺乳期乳房的护理方法

在哺乳期，乳房是一大功臣，它一天中要使用数次，还可能会破裂。所以，在哺乳期，妈妈们要爱护自己的乳房，给它们精心的呵护，保证它们可以继续为宝宝"服务"。

● **清洁** 在授乳前，为了宝宝的健康，最好用4%的硼酸溶液擦拭乳房。硼酸可以有效地杀灭潜藏在乳头的细菌，保证宝宝肠胃的健康。清洗时不要用肥皂等碱性用品，它们不仅会破坏皮肤的酸碱平衡，还会引起乳房干燥、破裂。

● **按摩** 在授乳前用热毛巾敷在乳房上可以加快胸部的血液循环，有助于促进乳汁的分泌，也可以用手对乳房进行按摩，刺激排乳反射。

● **调整姿势** 在授乳时，如果妈妈感觉乳头疼痛，有可能是宝宝吮吸姿势不正确，应立即调换合适的姿势，以免过度用力给乳头带来伤害。

● **排空乳汁** 授乳结束时，不要强行让宝宝张开嘴，等待他自己松口，吐出乳头。强力的拉扯会对乳头产生伤害，宝宝也会感觉不安全。如果宝宝没有吮吸干净乳房内的乳汁，可以用吸奶器吸净乳汁，以防积聚的乳汁堵塞乳腺。另外，妈妈还可以在乳头上涂抹一些乳汁，这样能够起到很好的滋润作用。

怎样防止两乳分泌乳汁不均

人有两个乳房，一般情况下，分泌的乳汁含量应该是均等的。但有些新妈妈由于习惯或其他原因，经常让宝宝吃一侧乳房，最后导致两个乳房分泌的乳汁量不均等。长此以往，不论是对宝宝还是对妈妈，都会有很大的影响。

在哺乳时，有些妈妈习惯用右手托住宝宝的头，让他只吮吸右侧的乳房。久而久之，导致右侧乳房的泌乳量大增，而左侧乳房却从没出现过胀奶的现象。这是由于右侧乳房长期受宝宝吮吸的刺激，乳腺较发达，分泌的乳汁多，相反，左侧乳房没有宝宝的吮吸，其分泌的乳汁量也就没有那么大了。

其实，长期只用一侧乳房授乳对新妈妈和宝宝都不好。时间一长可能会导致宝宝斜视、歪颈、偏头。而新妈妈则可能会胸部一大一小，夏天穿衣时影响美观。

因此，在授乳时最好两侧乳房交替进行，或者用吸奶器吸净剩余的乳汁，加速乳汁的分泌，调整两侧胸部大小。

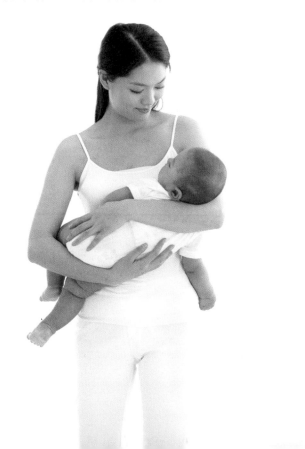
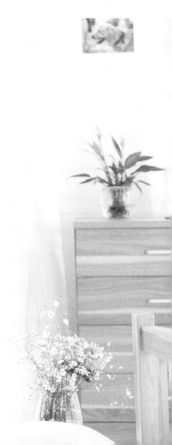

乳汁多少与乳房大小有关吗

乳房的大小和乳汁的多少并没有关系。乳房是由脂肪、乳腺体、乳管等组成的。脂肪的多少左右着乳房的大小，而真正左右乳汁分泌量的是乳腺体。只要乳房中存有乳腺，就能够通过宝宝吮吸的刺激分泌大量的乳汁。因此，想要给宝宝提供充足营养的妈妈，不用担心自己的胸部小乳汁不够，有宝宝的吮吸就会刺激分泌乳汁。

怎样保持乳房弹性

新妈妈很担心哺乳会使乳房变得松弛、下垂。那么，该怎样保持乳房的弹性呢？

● **保持愉快的心情**　积极向上的情绪可以保持卵巢的正常排卵，进而调节孕激素的分泌，即使是有乳腺增生的乳房，也会慢慢恢复原有弹性的。

● **养成科学、健康的饮食习惯**　肥胖也是导致乳房松弛的一大原因，因此在饮食方面，要注重控制蛋白质的摄入量，多吃谷类、全麦类的食品，同时，要适量补充微量元素及维生素。闲暇时间多做扩胸运动，可以起到良好的锻炼胸部肌肉的作用。

● **在不授乳时穿上内衣**　长时间的裸乳会导致乳房下垂。在哺育完成时，可以自己用手按摩乳房，顺、逆时针绕圈，这样不仅有助于乳汁的分泌，还能增强韧带的弹性。宝宝吮吸奶水时，不要让他用力牵拉乳头，那样容易引起乳头变形。

● **及时排空乳汁**　当新妈妈感觉开始胀奶而宝宝不想吃时，就用其他方法把奶水吸出来。乳汁在乳房里长时间积聚会导致皮肤过度拉伸，引起乳房松弛、下垂，降低乳房的弹性。

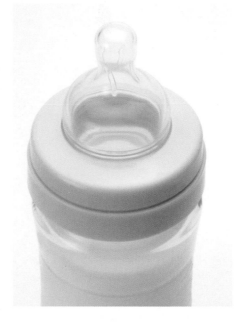

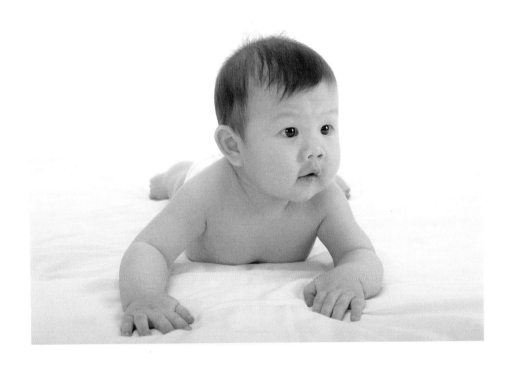

忌用碱性用品清洗乳房

　　人体皮肤的酸碱度会随着性别、身处位置、人体情况的不同而不同，但都会控制在5.0～5.6之间，也就是说，人体的皮肤呈弱酸性。所以，选用清洗身体的护肤品时，最好也选弱酸性的，这样才与我们身体的酸碱度适宜。

　　新妈妈的个人卫生十分重要，尤其在哺乳期，乳房的清洁问题更是重中之重。有些新妈妈为了图方便，使用肥皂进行清洗。殊不知，这样实际上是犯了大错误。肥皂属于强碱性物质，会除去皮肤表面的油脂，而且会破坏角质层细胞，损坏皮肤表面的保护系统。长时间使用，会导致乳房的皮肤干燥、脱皮，给皮肤表面保护层的修复带来困难。如果乳房保护层长时间修复不好，就会给细菌入侵的机会，增加新妈妈患乳腺炎的概率。

　　清洗乳房最好、最安全的洗剂就是温水，用热毛巾给乳房进行热敷是很好的方法。即使迫不得已要用洗剂清洁乳房，也最好在清洁过后用温水擦拭一遍。

乳头扁平、凹陷怎么办

有些女性的乳头会出现扁平、凹陷的情况，不像正常女性的乳头突出于乳房。其实，这并不是罕见的病症，一般患者也不会感到疼痛，唯一不方便的就是乳头短小、扁平，宝宝不能完全含住，给宝宝吮吸母乳造成了一定的困难。如果新妈妈有这种症状，就需要做到以下几点来改善这种状况。

在授乳时，新妈妈可以适当保持前倾的姿势，并用手挤压乳晕，保证乳头凸出，及时送入宝宝口中，当确定宝宝含住了乳头再松手，这样可以缓解乳头不凸出的情况。

在日常生活中，新妈妈要穿稍大一点的内衣，保证内衣前端不会压迫乳头，以免情况恶化，加重宝宝吮吸的困难。

在妊娠时期就开始矫正乳头，以方便宝宝吃奶时吮吸。现在，市场上有一种乳头矫正器出售，它能通过吸拔的方式，把乳头向外牵引。经过长时间的拉伸练习，乳头就会凸出于乳房，时间一般要一个月左右，情况严重的新妈妈，还需多巩固2～3个月。

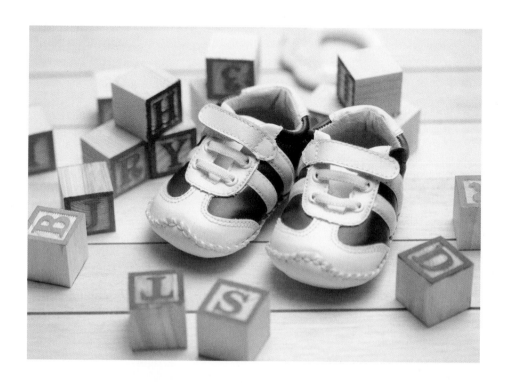

哺乳期要严格控制用药

有些新妈妈因为分娩过后身体恢复不利，常常要靠药物辅助治疗。而药物又会通过血液循环进入乳汁中，乳汁又会通过哺乳进入宝宝的体内。虽然乳汁中药物的含量不会太多，但据研究，有些药物即使是少量的存在于乳汁中，对宝宝也是有危害的。因此，新妈妈要严格控制服用药物的剂量，以免给宝宝带去"麻烦"。

患急性乳腺炎妨碍授乳吗

患急性乳腺炎是因为新妈妈在授乳时，乳汁排出不畅，淤积在乳房中，降低了局部乳房组织的活力，给细菌繁殖创造了有利的条件，当细菌从乳头侵入后，乳腺炎就发生了。

众所周知，宝宝的吮吸可以促进妈妈乳汁的分泌，而乳汁积聚又是导致患急性乳腺炎的原因之一。所以，在患急性乳腺炎期间不仅不能停止授乳，还要尽可能多地给宝宝进行母乳喂养。这样不仅可以缓解新妈妈的病症，还能给宝宝提供更加充足的奶水。

当新妈妈感觉胀奶时，可以在授乳前热敷乳房，帮助乳汁循环流畅。授乳的时候要尽量满足宝宝的要求，不控制他的饮食量。授乳结束后，如果乳房中还有剩余的乳汁，要用吸奶器吸排干净，以免积聚的乳汁加重急性乳腺炎的症状。

当乳腺出现化脓症状时，可以用未患病的乳房进行授乳。但是如果乳房经过手术，仍不断化脓，并开始出现乳瘘时，就要暂停授乳，以免症状更加严重。

中国儿童身高（长）、体重参考值

年龄	月龄	男童身高（厘米）	女童身高（厘米）	男童体重（千克）	女童体重（千克）
出生	0	50.4	49.7	3.32	3.21
	1	54.8	53.7	4.51	4.20
	2	58.7	57.4	5.68	5.21
	3	62.0	60.6	6.70	6.13
	4	64.6	63.1	7.45	6.83
	5	66.7	65.2	8.00	7.36
	6	68.4	66.8	8.41	7.77
	7	69.8	68.2	8.76	8.11
	8	71.2	69.6	9.05	8.41
	9	72.6	71.0	9.33	8.69
	10	74.0	72.4	9.58	8.94
	11	75.3	73.7	9.83	9.18
1岁	12	76.5	75.0	10.05	9.40
	15	79.8	78.5	10.68	10.02
	18	82.7	81.5	11.29	10.65
	21	85.6	84.4	11.93	11.30
2岁	24	88.5	87.2	12.54	11.92
	27	91.1	89.8	13.11	12.50
	30	93.3	92.1	13.64	13.05
	33	95.4	94.3	14.15	13.59
3岁	36	97.5	96.3	14.65	14.13
	39	98.8	97.5	15.15	14.65
	42	100.6	99.4	15.63	15.16
	45	102.4	101.2	16.13	15.67
4岁	48	104.1	103.1	16.64	16.17
	51	105.9	104.9	17.18	16.69
	54	107.7	106.7	17.75	17.22
	57	109.5	108.5	18.35	17.75
5岁	60	111.3	110.2	18.98	18.26
	63	113.0	111.9	19.60	18.78
	66	114.7	113.5	20.18	19.33
	69	116.3	115.2	20.75	19.88
6岁	72	117.7	116.6	21.26	20.37
	75	119.2	118.0	21.82	20.89
	78	120.7	119.4	22.45	21.44
	81	122.3	121.0	23.24	22.03

注：1、本表所列参考值为卫生部妇幼保健与社区卫生司制定的《中国7岁以下
儿童生长发育参照标准》的中位数；
2、本表体重（长）参考值，3岁前为身长，3岁及3岁后为身高。

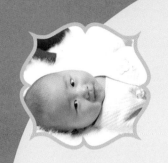

PART 3

新生儿关键期护理，
决定孩子一生健康

多观察、勤记录，了解新生儿的生理特征

什么叫新生儿期

　　宝宝出生后是不是看起来和你想象的相差很远呢？有些父母会因此而产生恐慌，其实新生儿的这些特征完全属于正常现象，如果父母对此有所了解，将有助于减轻你可能存在的焦虑，也能让你的宝宝成长得更健康、更快乐。

　　出生后4周内的宝宝叫新生儿，这个时期即新生儿期。刚刚降临世界的宝宝会遇到特别多的新情况、新问题，年轻的父母在享受新生命带来的喜悦与快乐的时候，还应掌握一些新生儿的保健知识。

　　通常，正常新生儿的体重为2500～4000克，身高为46～52厘米，头围约34厘米，胸围较头围小1～2厘米。父母们要特别注意新生儿的体重状况，因为新生儿的体重会直接影响到宝宝成年后的健康状态。低于2500克的新生儿，患病率与死亡率均较高，行为及应答能力也比正常体重儿差。

　　总之，这个时期的小生命由于生理调节和适应能力还不是很成熟，在他脱离母体的那一刻，容易发生一系列的生理和病理变化，父母一定要特别注意新生儿期的护理。

了解宝宝的体温

　　一般来说，新生儿刚出生时体温（即肛温，是由肛门内测定的体温）为

37.6～37.8℃。但是由于新生儿体温调节中枢尚未发育成熟，而且皮下脂肪较薄，体表面积相对较大，保温能力差，散热快，易受外界温度环境的影响，所以体温变化较大。宝宝出生后半小时到一个小时内体温会下降2～3℃，以后再逐步回升，在36～37℃之间波动。

● **注意新生儿所在环境** 新生儿出生后的最初两天，室温以33℃为宜，以后逐渐下降。

● **注意新生儿保暖** 注意衣被厚度要适当，以宝宝手脚保持温暖而又不出汗为宜。适合早产儿最初一段时间的室温为34～35℃，以后再逐渐降低，而且降低的速度比正常儿要慢些（具体情况向专业医生咨询）。此外，在新生儿刚娩出时也应该重视保暖，迅速将宝宝皮肤擦干并用温暖的毛巾包裹。将宝宝置于母体胸前，也有利于保持宝宝正常的体温。沐浴时由于热量损失增加，动作要快，并适当提高室温，当宝宝体温不稳定或体温较低时千万不可沐浴。在冬季注意室内温度要保持在18～22℃之间，如果室温过低容易引起硬肿症。

当你在家给宝宝测量体温时，要注意以下几点：

尽量在宝宝安静的时候给宝宝测体温。

给宝宝测量体温时不应在刚吃完奶后，因为这个时段体温较高。

不要在刚给宝宝洗完澡后测量体温，因为刚洗完澡的宝宝体温较低。

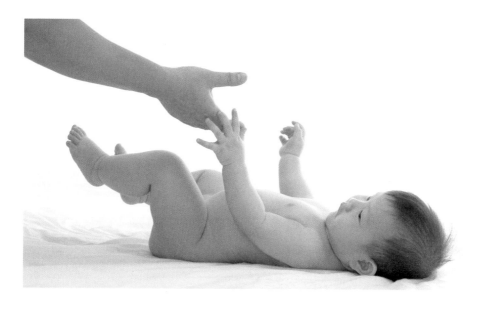

新生儿1～4周身体发育状况

新生儿第1周身体发育状况

头围	31.9～36.7厘米（男）	31.5～36.3厘米（女）
胸围	29.7～35.7厘米（男）	29.8～35.4厘米（女）
体重	2500～4100克（男）	2400～4000克（女）
身高	47.0～53.8厘米（男）	46.6～53.0厘米（女）

新生儿第2周身体发育状况

头围	35.5～40.7厘米（男）	35.0～39.8厘米（女）
胸围	34.0～41.2厘米（男）	33.5～40.3厘米（女）
体重	3900～4300克（男）	3600～4100克（女）
身高	52.3～61.5厘米（男）	51.7～60.5厘米（女）

新生儿第3周身体发育状况

头围	37.5～42.7厘米（男）	37.0～41.8厘米（女）
胸围	36.0～43.2厘米（男）	35.5～42.3厘米（女）
体重	4200～4600克（男）	3900～4300克（女）
身高	54.3～63.5厘米（男）	53.7～62.5厘米（女）

新生儿第4周身体发育状况

体重	4900克左右（男）	4600克左右（女）
身高	56.6厘米左右（男）	55.6厘米左右（女）

新生儿的呼吸是怎样的

新生儿出生后，由于体温受外界气温的影响，血液中的氧、二氧化碳、pH都发生变化，容易刺激呼吸中枢，出现微弱而无效的呼吸。另外，分娩过程中颈动脉体敏感性突然增高，能触发新生儿的第一次呼吸。

新生儿安静时，正常呼吸为每分钟40次左右。而新生儿心率波动较大，为每分钟120～160次。

需要注意的是，新生儿由于呼吸中枢尚未发育成熟，肋间肌较弱，呼吸运动主要依靠膈肌的上下升降，往往呼吸忽快忽慢，表现出呼吸表浅、呼吸节律不齐，在出生头2周较快，每分钟约40次以上，个别的宝宝还会达到每分钟80次，尤其是在睡眠时，呼吸的深度和节律出现不规则的周期性改变，甚至出现呼吸暂停，有的还会伴有心率减慢，紧接着呼吸次数增快，心率增快。不过这属于正常现象，父母不必焦虑。

新生儿的小便是怎样的

人体生命活动中，每天会产生多余的水、尿素等废物，健康的生命活动会将这些废物通过泌尿系统，以尿液的形式排出体外。可以说，小便提供给我们许多信息，是身体健康最直观、最重要的警告标志，也是许多病变的"显示窗"。而肾脏是制造尿液的器官，每一个肾脏约有100万个肾单位。新生儿出生时的肾单位数量与正常成人相同，但由于发育尚未成熟，尿色呈现出清亮、淡黄的特征。

一般来说，新生儿第一天的尿量很少，为10～30毫升，出生后12小时应排第1次小便，在出生后36小时内排尿都属正常现象。新生儿出生后头几天，身体进水量少，每天排尿仅4～5次；随着哺乳时水分摄入的增多，新生儿代谢逐渐旺盛，尿量也会随之增加，每天可达10次以上，日总量为100～300毫升，满月前后可达250～450毫升。如果新生儿吃奶少或体内水分丢失较多，或者进入体内的水分不足，还会出现少尿或者无尿的现象。这时应该让新生儿多吸吮母乳，或是喂些糖水，尿量就会多起来。

新生儿的大便是怎样的

大多数新生儿在出生后的12小时内会排泄出没有异味，颜色呈黑绿色或黑色的黏稠物，这是胎宝宝在母体子宫内吞入羊水中胎毛、胎脂、肠道分泌物而形成的粪便，称为胎便。新生儿经过排4～5天胎便才会开始排出正常的婴儿粪便。父母要备好湿纸巾、尿布、护臀膏及操作手册等物品。如果新生儿超过24小时仍然没有胎便排出或5天后仍有胎便排出，需立即到医院进行检查，排除先天性肛门闭锁症或先天性巨结肠症等因素。

开始喂奶后，新生儿的胎便会发生一些变化。母乳喂养的宝宝，大便呈金黄色糊状，有酸味、无臭味、无奶瓣，大便次数较多些，每天排便1～4次，有的新生儿几乎每次喂奶后都会有大便排出，而且很软，有时还会出现黏液或者排出绿色大便。若每日排便7～8次，宝宝吃奶正常，体重也增加，则属正常现象。人工喂养的宝宝大便呈淡黄色，粪便较干，稍有臭味，大便次数较少，每日排便1～2次，有的宝宝甚至2～3天才排便1次。

宝宝的大便呈现绿色，主要有下面几种可能的原因。

大便的颜色与胆汁的化学变化有着密切的关系。胆汁是由肝脏分泌的，肝细胞不断的分泌胆汁，胆汁汇入肝管，再经胆总管汇入十二指肠。胆汁的颜色与其中所含的胆色素的种类和浓度有关，可由金黄色到深绿色不等。胆色素包括胆红素和胆绿素，它们之间可相互转化。母乳喂养的宝宝大便偏酸性，在肠道细菌的作用下，部分胆红素转变为胆绿素，使排出的大便呈浅绿色；配方奶喂养的宝宝由于奶中有强化的铁，也会使大便呈现绿色。这都属于正常现象。另外，宝宝饥饿时大便也会出现绿色，同时出现体重增长慢等情况。父母可以根据具体情况进行判断。

新生儿的皮肤是怎样的

● **正常新生儿出生时**　皮肤柔嫩，呈玫瑰红色，表面角质层较薄，覆盖着一层灰白色的胎脂，这层物质由皮脂腺分泌的皮脂等组成，具有保护皮肤、防止感染等作用，皮层下毛细血管非常丰富。

● **新生儿出生后数小时**　胎脂开始逐渐被皮肤吸收，这个时候尽量不要人为地用水洗去或用纱布等东西将其擦去，但可以轻轻擦去头皮、耳后、腋下及腹股沟等皱褶处的血迹和胎脂。对于头顶部胎脂较厚的新生儿，可以搽一点植物油，等其干燥后便会自然脱落。

● **宝宝出生一周后** 胎毛开始脱落，当父母给宝宝洗澡时在水中可看到许多漂着的细绒毛。

● **宝宝出生后的10～15天内** 宝宝全身皮肤会变得干燥，出现鱼鳞状纹路，以后会渐渐脱皮。

由于新生儿皮肤很娇嫩，局部防御功能差，很容易受损伤，一旦受伤就成为细菌入侵的门户，轻者会引起局部感染发炎，重者还可能扩散至全身引发败血症。为此，在这段时期，父母一定要注意新生儿皮肤的清洁卫生，在头、颈、腋窝、会阴部及其皮肤褶皱处勤清洗并保持干燥，以免糜烂。

新生儿的睡眠是怎样的

宝宝每天除了啼哭、进食外，几乎大多数时间都处于睡眠状态。宝宝的睡眠习惯具有一定的遗传倾向，睡眠时间也因人而异。不能单纯以睡眠时间的长短来判断生长是否正常，也不要在宝宝毫无睡意时强迫他睡觉。新生儿每天有18～22小时是在睡眠中度过的，只在饥饿、尿布浸湿、寒冷或受到外在干扰时才会醒来。宝宝睡眠有规律了，睡醒后才会精力足、情绪好、食欲佳，体重、身长、头围、胸围也会在不知不觉中健康发育。

那么，父母为了给宝宝营造一个良好的睡眠环境，需要注意哪些问题呢？

新生儿睡眠时室内一定要保持安静。最好让小宝宝独睡一张小床，这样既能减少交叉感染的机会，又有助于培养宝宝正常的生活规律和良好习惯。

对于那些睡在妈妈身边的宝宝来说，也要尽量不要和妈妈同盖一张被子，以免不小心被妈妈挤压。宝宝的被褥不宜过厚、过重或蒙在脸上。由于新生儿自己不能翻身，要是经常睡一个方向，容易引起头颅变形，为此，每隔4小时左右要给新生儿调换一次卧位。

给新生儿喂奶、喂水、换尿布，最好在同一时间段进行，尽量不要在宝宝睡得正熟的时候做。

解读新生儿的情绪密码

○ 教你听懂新生儿的语言

爱因斯坦曾说："一个人的智力发展和形成概念的方法，在很大程度上取决于语言。"可见语言能力与智力发育是密切相关的。宝宝呱呱坠地的第一声啼哭，就是他人生第一个响亮的音符。通常，在宝宝生命的第一年里，语言发展大概要经历下面三个阶段：简单发音阶段、连续发音阶段、学话阶段。

第一阶段	0～3月	简单发音阶段
第二阶段	4～8月	连续发音阶段
第三阶段	9～12月	学话阶段

宝宝在第一个月偶尔会吐露"ci、ou"等音符，这种"咿呀"语，并不是在模仿大人，这样做是为了听到自己的声音，而且不同的声音还暗示着他不同的情绪。这种"咿呀"语和真正的语言不同，不需要去教。父母要把宝宝当成"谈伴"，耐心地与他交谈，通过微笑和鼓励来增加宝宝"咿咿呀呀"的次数。

比如，一位妈妈对她1个月的宝宝说："宝贝白天乖吗？你好吗？好，你说？你觉得好吗？我很高兴，你呢？也很高兴。你现在想要什么？你的奶瓶？这是你想要的？好，它在这儿。"在这次对话中，妈妈假定她的宝宝是有说话能力的，妈妈每问完一个问题便停顿一下，给小宝宝回答的机会，然后又接着说。妈妈的这种对话方式向小宝宝表达了她的愿望，希望他们彼此间能够交谈。当宝宝终于开始说话时，父母还可以继续这种对话方式。值得注意的是，交谈的语言一定要简短，谈话速度要慢，音调要高一些，做到抑扬顿挫，关键词要多重复几次，这样反反复复地对话宝宝才会有兴趣。

○ 解读宝宝的情绪密码

宝宝的情绪可以表现为喜悦、愤怒、恐惧、焦虑、忧郁等，这些情绪表现有积极情绪、中间情绪和消极情绪之分。随着年龄的增大，这些情绪在每一个宝宝身上会不断重组，最终形成特质的情绪。

第1个月	宝宝出生的第一个月里，由于刚开始适应新环境，消极的情绪比较多。在满月前后，则会出现社会性微笑，表现出愉快和满足
第2个月	宝宝积极的情绪逐渐增加，当吃饱又温暖的时候，还能看到活泼、微笑的表情。尤其是对妈妈或亲近的人，常有一种特有的表情
第3~4个月	会出现愤怒、悲伤
第5~6个月	宝宝对艳丽颜色或发声的玩具特别感兴趣。同时，他们也会通过吮吸和回避的方式调节消极情绪
第7~12个月	出现依恋，同时会经常出现愤怒、恐惧和悲伤等消极情绪

为了培养宝宝良好的情绪状态，父母要经常跟宝宝交流，知道宝宝的感觉并懂得如何对待这些感觉，这对宝宝身心发展是非常重要的。

解析宝宝的依恋情结

依恋是婴儿和照顾者之间亲密、持久的情绪关系，表现为婴儿和照顾者之间的相互影响和渴望彼此接近，主要体现在母婴之间。依恋的形成和发展有四个阶段：前依恋期、依恋建立期、依恋关系明确期、目的协调的伙伴关系，在婴儿期主要表现为前两个阶段。

前依恋期

即出生至2个月，这个时候的宝宝对所有的人都能做出反应，不能将他们区分开来，对特殊的人（如亲人）没有特殊的反应。为此，这个阶段又叫无区别的依恋阶段。

依恋建立期

从2个月至7~12个月，宝宝进入依恋建立期。此时的宝宝对熟悉的人开始建立特殊的友好关系，能从身边的人群中分辨出谁是最亲近的人，而且特别愿意和他接近。这时宝宝也能够接受比较陌生的人的关照和注意，也能忍耐同父母的暂时分离，但是小家伙会带有一点伤感的情绪。

在宝宝的依恋情结中，对其影响最大的则是新妈妈。新妈妈能否敏锐而适当地对宝宝的行为做出反应、能否积极地同小宝宝接触、能否在宝宝啼哭的时候及时给予安慰、能否在拥抱小宝宝时更加小心体贴、能否正确认识宝宝的能力等，都会直接影响这种母子依恋的形成。

Chapter

2

这样喂养，新生儿营养好，更聪明

新生儿的消化系统有何特点

新生儿胃肌层发育差，胃的上端贲门指纹肌发育不够完善，关闭不严；而胃的下端幽门指纹肌过紧，再加上胃呈水平状，因此新生儿很容易发生吐奶或溢奶。新生儿的消化道面积相对较大，肠的总长度相当于身长的8倍左右，对于营养物质的吸收非常有利。而且新生儿的肠壁较薄，通透性较高，有利于母乳中免疫球蛋白的吸收，提高自身免疫力。但是也容易使肠道内的病原微生物或致敏源通过肠壁进入血液循环，从而引发感染或过敏。

新生儿需要哪些营养素

新出生的宝宝处于人生中生长发育最为迅速的阶段，对各种营养的需要量都相对较多。举例来说，成年人每日需要能量大约为每千克体重每天105～147千焦，而新生儿对能量的需要和其他各种营养素的相对需要量也都大大高于成年人。随着宝宝月龄/年龄的增长，生长发育速度逐渐放缓，对营养的需要量逐渐向成人靠拢。新生儿所需营养素的量大致如下：

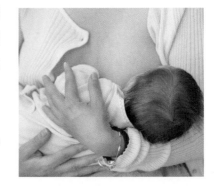

蛋白质	每日每千克体重摄取2～3克。母乳中的蛋白质最适合宝宝消化和吸收
脂肪	每日总需求量占总热量的45%～50%。脂肪的优质来源是母乳
糖	每日每千克体重约摄取12克。母乳中的糖为乳糖，最适合新生儿消化和吸收
矿物质	钠——可通过母乳喂养进行吸收，但妈妈喂奶期间饭食不宜吃得太咸，当然也并不是越淡越好，因为新生儿生长过程中同样需要一定量的钠盐 钾——新生儿可从母乳和牛乳中获取 钙——母乳中的钙有50%～70%被新生儿吸收 磷——新生儿对磷的吸收一般比较好，不易缺乏 镁——镁和钙相互影响，镁缺乏则会影响钙的平衡 铁——母乳中铁的含量不高，足月宝宝铁的储存量仅可满足4～6个月的使用。早产儿铁的储备量则更少，只能满足出生后8周所需，若不及时补充，易出现缺铁性贫血 锌——新生儿一般很少缺锌，无须额外补锌
维生素	健康的新生儿很少缺维生素，无须额外补充；对于妊娠期维生素摄入严重不足、胎盘功能低下或发生早产的情况，新生儿则容易缺乏维生素D、维生素C、维生素E和叶酸，这就需要根据新生儿维生素的缺乏情况及时给予补充
水	婴幼儿须每日定时饮水、喝汤以摄取大量的水分。正常婴儿每日水的需求量为75～100毫升/千克，婴儿易发生脱水，因此水的摄取量要足够
膳食纤维	膳食纤维对肠道排便有重要的调节作用，能够减轻便秘，还可减少肠道中各种有害物质的吸收

为什么说母乳是新生儿最好的食物

母乳喂养是自然赋予新妈妈的本能，坚持母乳喂养有其他喂养方式无法比拟的益处。

母乳对宝宝很重要

母乳富含宝宝生长发育所必需的各种营养成分，如蛋白质、糖类、矿物质及各种维生素。而且各种营养素的比例适当，容易被新生儿消化吸收。

母乳含有促进宝宝大脑发育的优质蛋白、必需脂肪酸和乳酸，其中，必需脂肪酸的颗粒较小，便于宝宝的消化吸收。另外，母乳中对脑组织发育起重要作用的牛磺酸的含量也较高，因此，母乳是宝宝大脑快速发育的营养物质。

母乳含有丰富的免疫活性细胞和多种免疫球蛋白，坚持母乳喂养的宝宝一般来说抗病能力强，不容易受到疾病的威胁。这是其他任何替代乳品都无法实现的。母乳不仅温度适宜，而且污染少，非常适宜喂养宝宝。

母乳含有促进消化的消化酶，有助于宝宝对营养物质的消化吸收。坚持母乳喂养的宝宝不易引起过敏反应，如湿疹。

母乳喂养不用奶瓶，可以保护宝宝牙齿的发育及促进面部发育，还能预防感染。

♛ 母乳喂养对新妈妈恢复有好处

母乳喂养不仅对宝宝极为重要，对新妈妈也极其重要。

母乳喂养使新妈妈从孕期状态向非孕期状态成功过渡，宝宝对乳房的吸吮刺激，可以促使母体催产素的分泌，能够促进子宫收缩，减少产后出血。新妈妈体内的蛋白质、铁和其他所需营养素，通过母乳喂养得以储存，有利于产后康复，也有利于延长生育间隔。

进行母乳喂养，新妈妈还可以在无须节食的情况下去除多余的"婴儿脂肪"。

母乳喂养更能减少罹患乳腺癌和卵巢癌的可能性，而且哺乳时间越长患上风湿性关节炎的概率也会越小，还可以预防骨质疏松症。

哺乳过程中，新妈妈在与宝宝的密切接触中内心也会得到安慰。

哺乳可以推迟排卵，达到天然避孕的目的。

母乳喂养还能增进家庭感情，稳定家庭关系。希望新妈妈们能克服困难坚持母乳喂养，家庭成员也要大力支持、鼓励母乳喂养。

初乳为什么不能丢弃掉

传统观念认为，女性分娩过后最初分泌的乳汁是"灰奶"，不能给宝宝吃。这是极其荒谬的说法。初乳是宝宝从人间得到的第一份礼物，其中包含的营养是任何营养品都不能企及的，因此，新妈妈们一定不要浪费初乳。

乳汁可因分泌的时间不同而划分出不同的类别。

- **初乳** 产后5天内分泌的乳汁。
- **过渡期乳汁** 产后6～10天分泌的乳汁。
- **成熟的乳汁** 产后10天之后分泌的乳汁。

其中，初乳的分泌量是最少的，但其中所含的成分对初生的宝宝是最重要的。初乳中含有丰富的胡萝卜素、蛋白质和脂肪。这些营养成分可以提供给宝宝生长发育所需的全部营养。此外，初乳中还含有免疫物质，如巨噬细胞和淋巴细胞，可以消灭宝宝体内的细菌，有效保护宝宝的健康。初乳还能促进脂类排泄，防止黄疸的发生。

因此，建议新妈妈们在生产过后尽量早开奶，一般在产后6～8小时就可以了，如果乳腺经过开奶还不是很通畅，可以让小宝宝含着乳头吮吸，这样可以刺激乳腺分泌乳汁。

为什么说新生儿吃母乳越早越好

早接触和早开奶对新妈妈和宝宝有很多好处。它可以帮助母婴建立亲密的联系，促使新妈妈的乳腺尽快分泌乳汁。

♛ 早接触

早接触就是指在宝宝出生后，把宝宝身上的血迹及粘连物清除干净，并在30分钟内把宝宝放到新妈妈的胸腹部。

这时，新妈妈可以注视着自己的宝宝，当两个人的皮肤相接触时，母婴间感情就开始建立，新妈妈可以拥抱及抚摸宝宝，开始对宝宝进行感情交流。

母婴间的接触时间最好在30分钟以上，这样效果更为明显。因为产后1～2小时是母婴感情交流最强烈的时候，所以母婴早接触能够使新妈妈与宝宝之间的感情更加亲密。

♛ 早开奶

早开奶就是让新生儿在出生后30分钟内吮吸新妈妈的乳头。当宝宝降生到这个世界上来时，最本能的反应就是吮吸，而新生儿在出生后的10～40分钟吮吸反射最强烈。

当宝宝嘴唇开始蠕动，撅起小嘴有寻找乳头的动作时，就表明他有想吃奶的欲望。这时，新妈妈可以把乳头放到他的嘴中，他会主动地开始吸取乳汁，即使刚开始时没有乳汁分泌出来也没关系，吮吸的动作会刺激乳腺分泌乳汁，初乳对于宝宝来说是最有营养的。

如果错过了这一段大好时机，再让宝宝学会如何正确地吮吸就比较困难了。而且在喂奶的同时，新妈妈和宝宝的皮肤接触可以使双方都产生满足感。因此，要大力提倡早开奶。

新生儿哺乳要按需而行

按需授乳提倡随时都可以提供给宝宝纯美的奶水，只要宝宝有需要，就可以随时进行授乳。

这是一种很科学、很符合宝宝生理需要的哺乳方法。它不再拘泥于时间的限制。

宝宝出了子宫，周围的环境发生了翻天覆地的变化，而吮吸乳头，可以让他感觉安全，心灵上能得到一丝安慰。

按需授乳对妈妈也是有好处的。通过宝宝的吮吸动作，可以刺激乳腺分泌更多的乳汁，满足宝宝的需求。

按需授乳还能促使乳汁尽快排空，避免妈妈出现胀奶现象。

一天该喂宝宝几次奶

现在一般提倡新生儿期饿了就喂，按需哺乳。随着月龄的增长，可从每2～3个小时喂1次减至每3～4个小时喂1次，一昼夜喂8次。等到3～4个月以后，宝宝的胃容量增大，每昼夜可改喂5～6次母乳，夜间仍可喂2次母乳。只要睡得安静，妈妈不必唤醒宝宝，清晨醒后可提前喂奶。为保证晚上喂饱宝宝，可适当推迟睡前喂奶的时间，如晚上10点左右喂奶，早晨在清晨4～5点喂奶，这样母乳也会更充足。4～6个月的宝宝，一昼夜喂5次奶就已足够，这样母乳哺喂能维持较长的时间。在此期间，就应开始为添加辅食做准备了。

哺乳的正确姿势和方法是怎样的

母乳喂养主张越早越好，正常足月新生儿出生后30分钟内应进行母乳喂养。为了更好地哺乳，新妈妈必须掌握正确的哺乳姿势，以下四种哺乳姿势可以解除你的困惑。

♕ 足球抱法

哺乳前让宝宝躺在妈妈身体的一侧，妈妈用前臂支撑他的背部，再让宝宝的头和颈部枕在手上。

这种姿势适合剖宫产妈妈，因其对伤口的压力很小，有助于伤口的愈合，妈妈也会感觉到很舒适。妈妈乳房胀满时，这种哺乳姿势还可以有效调整乳房形状。乳房较大的妈妈，也可用这种抱法，因为在哺乳过程中宝宝的胸部可以协助支持乳房的重量。

♕ 侧卧抱法

妈妈可以侧卧在床上，让宝宝的头部枕在臂弯上，让宝宝与你面对面，然后调整好乳头和宝宝的位置，尽量让他的小嘴与你的乳头保持水平，用枕头支撑住后背即能开始哺乳。

这种姿势可以使妈妈在哺乳中得到休息，适用于疲惫或身体虚弱的妈妈。痔疮疼痛、会阴切开或撕裂疼痛的妈妈也可以采用这种抱法，可以让哺乳变得更舒适。当然，侧卧抱法也比较适宜剖宫产的妈妈喂奶。

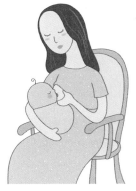

♕ 摇篮抱法

新妈妈用手臂的肘关节内侧轻轻支撑住宝宝的头部，让他的腹部紧贴新妈妈的身体，然后用另一只手支撑自己的乳房开始进行哺乳。

这种抱法妈妈容易学会，宝宝吸吮也更便利，感觉非常舒适。

♛ 交叉摇篮抱法

交叉摇篮抱法同摇篮抱法的位置大致相同，是用对侧手臂支撑宝宝的颈背部。

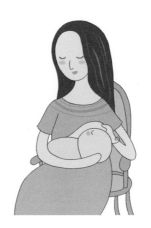

这种姿势比用前臂支撑更容易调整宝宝头部的位置，可以更好地调整宝宝吸奶的舒适度。尤其适用于早产儿，对叼牢乳头有困难的宝宝也非常有效。

夜间喂奶应注意什么

夜晚妈妈在半梦半醒之间给宝宝喂奶很容易发生意外，所以要注意以下几点：

不要让宝宝含着奶头睡觉——这样会影响宝宝的睡眠，也不利于培养宝宝良好的吃奶习惯，更不利于牙齿的生长发育。而且还有可能在妈妈睡熟后，乳房压住宝宝的鼻孔，造成窒息死亡。

保持坐姿喂奶——为了培养宝宝良好的吃奶习惯，避免发生意外，在夜间给宝宝喂奶时，也应像白天那样坐起来抱着宝宝喂奶。

延长喂奶间隔时间——如果宝宝在夜间熟睡不醒，就应尽量少惊动他，把喂奶的间隔时间延长一点。一般说来，满月至4个月大的宝宝，一夜喂2次奶就可以了。

怎样判断母乳是否充足

判断乳汁是否足够小宝宝食用，可以用下面的方法：

新妈妈自己体会，如果新妈妈总觉得自己乳房空空，总是干瘪瘪的，那就是奶水不足的信号。可以多吃一些有催奶作用的食物，帮助乳房分泌乳汁。

观察宝宝的排泄物，如果宝宝一天之中大便只有一次或更少，小便没有超过7次，那就说明母乳供给不充足。宝宝体内没有乳汁可以消化。

宝宝吃奶的时间变长、吮吸力度变大，用力吮吸却听不到吞咽的声音，吸取乳汁时总是莫名其妙地停下来，有时会突然松口，放声大哭。这些都是宝宝在抗议，他还不会说话，只能用哭闹的方式来表达自己的不满。

宝宝的体重没有增长，在初产期，宝宝会因为生理原因，体重减轻。但一般下降不会超过出生体重的8%，且7～10天即可恢复。如果下降超过体重的8%，就表明宝宝生长不是很健康，你的乳汁没能满足宝宝的需求。

宝宝吃饱了会自主地松开乳头，如果授乳过后1个小时又哭闹，说明他刚才没吃饱，母乳的供应量不足。

新妈妈们可以看看自己的宝宝是否有如上情况，如果有，就赶快想办法促进乳汁分泌吧。

奶水不足如何"催"

喂母乳的新妈妈，最担心的就是奶水不足。但是在哺乳初期，新妈妈往往会出现乳汁不足的现象，宝宝也会因此不断地哭闹，很多新妈妈会因此出现不良的心理状况。乳汁不足的原因很多，新妈妈应根据不同情况采取相应的措施，这样才能取得令人满意的效果。

导致因素	原因分析	相应对策
精神、心理原因	分娩时过度紧张；家属对宝宝不满而感到委屈；宝宝早产、难产，过于忧虑宝宝的健康；其他社会心理刺激造成的精神负担等，这些因素都可引起乳汁不下	家人应帮新妈妈解除精神负担，及早让宝宝吮吸乳头、刺激乳房，使乳房及时分泌乳汁
授乳方法不当	错误的喂奶方法引起缺乳	新妈妈应学会帮助宝宝正常吸奶
新妈妈身体原因	新妈妈身体素质较差，如乳房发育不良、身体患病，或贫血、气血不足，都可能引起缺奶	从饮食、运动、心理等各个方面提高身体素质

为了不让你的宝宝因为母乳不足而嗷嗷待哺，新妈妈可以试用一下下面的几种对策：

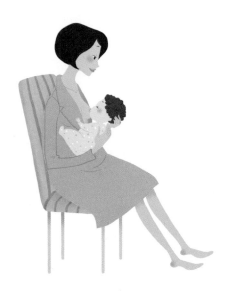

♛ 按摩法

用干净的毛巾蘸些温水，由乳头中心往乳晕方向呈环形擦拭，两侧轮流热敷，每侧各15分钟，同时配合下面这些按摩方式。

● **环形按摩** 双手放在乳房的上、下方，以环形方向按摩整个乳房。

● **螺旋形按摩** 一只手托住乳房，另一只手食指和中指以螺旋状向乳头方向按摩。

● **指压式按摩** 双手张开放在乳房两侧，由乳房向乳头挤压。

♛ 乳头矫正法

将左手或右手的食指及拇指放在乳晕两旁，先往下压，再向两旁推开；或以乳头为中心点，采取左右、上下对称的方式按摩，这种方法能使乳头较易突出。

♛ 口服中药

气血虚弱的妈妈，可采用补气养血的方法来增液通络，中药可服用通乳丹；肝气郁滞的妈妈，可采用疏肝解郁的方法来通络下乳，中药可用下乳涌泉散。

♛ 外敷法

用热水或葱汤熏洗乳房。取鲜蓖麻叶20克，清水400毫升，小火煎至150毫升，趁热用布浸湿后敷乳。

哪些情况不宜母乳喂养

♛ 新妈妈身患疾病

母乳是宝宝最好的"粮食"，有些新妈妈即使是身患疾病，仍不间断地给宝宝喂奶，其实这是一种非常不正确的做法。

如果新妈妈在哺乳期用药，药物多少会进入乳汁中，可能会损害到宝宝的健康。如果新妈妈身患疾病但不服用药物，有些顽强的致病细菌也会随着乳汁进入宝宝体内，对宝宝造成伤害。疾病对新妈妈自身已经是一种伤害，此时，新妈妈暂停授乳，不仅对自己的康复有好处，对宝宝也是一种得力的保护。患上消耗性疾病的新妈妈也要暂停授乳，慢性病的用药一般都会给宝宝带去不利影响，应该在停止用药后再开始授乳。新妈妈如果患上了病毒性感染疾病，如甲型肝炎、艾滋病等，一定要停止母乳喂养。传播性极强的细菌很有可能经过授乳传染给宝宝。为了保持乳汁的分泌量，新妈妈可以用吸奶器将分泌出来的乳汁吸出体外，但一定不要喂给宝宝喝。

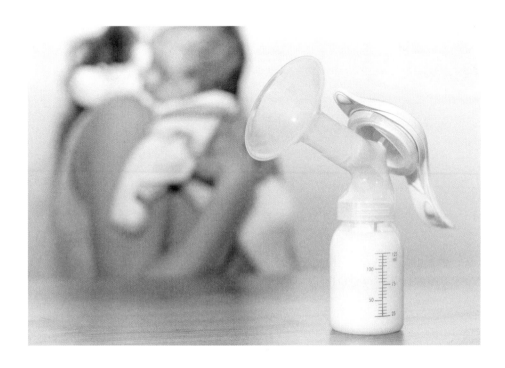

♛ 新妈妈乳头皲裂

如果新妈妈乳头出现皲裂，要暂停授乳。乳头破裂对新妈妈来说本来就是一种煎熬，如果再强行授乳，只会让情况越来越恶化。有些新妈妈就是在乳头破裂时没有在意，导致细菌侵入引发乳腺炎，加重新妈妈的痛楚。

怎样提高母乳质量

♛ 早开奶很重要

宝宝越早吸吮乳头，也就是越早开奶，乳汁分泌就开始得越早，乳汁也比较充足。这是因为通过宝宝吸吮乳头的刺激，会产生一系列神经反射和内分泌活动，由脑垂体释放催乳激素，促使乳房分泌乳汁。而且初乳营养最丰富，免疫物质含量很高。产后30分钟内开始哺乳最好，尽管这时新妈妈往往处于高度疲劳的状态，但在医务人员的帮助下即可哺乳。新妈妈不要因为最初几天乳汁不足就放弃母乳喂养，因为新妈妈在分娩后2～7天正处于泌乳期，乳汁由少到多需要一个过程，在此阶段，只要坚持母乳喂养，母乳自然会渐渐地多起来。

♛ 增加哺乳次数

母乳喂养应当不定时地按需哺乳，新生儿期喂奶次数可以多些。频繁吸吮乳头，可以刺激新妈妈产生更多的乳汁，这对保证母乳喂养的成功十分重要。因此，在小宝宝满月前如果要吃就喂，新妈妈感到乳房胀时也应给宝宝喂奶。而且新生儿体重越轻，喂奶间隔的时间也应越短，等到乳汁稳定分泌后再进行定时喂奶。

♛ 摄取充足的能量

新生儿机体生长迅速，需要较多的碳水化合物、蛋白质和脂肪。作为新妈妈，要喂养好宝宝，首先要保证自己摄入足够的热量和优质蛋白质。给新妈妈补充营养，可使乳汁成分发生变化，质提高，量也增加。如果新妈妈摄入的能量低于5000千焦/日，则乳汁分泌量将会大大降低。新妈妈每天能量摄入应达到

8370～9200千焦，同时还要保证摄取全面丰富的营养物质。如维生素D有调节钙、磷代谢的作用；锌是50多种酶的组成部分，缺锌会影响宝宝脑神经系统的正常发育。

为此，新妈妈应当多吃营养丰富且易消化的食物，并多喝汤水，特别是牛奶，可促进乳汁分泌。对于维生素和微量元素制剂，新妈妈可在医生指导下服用。

保持稳定的情绪

新妈妈的情绪状态直接影响到乳汁的数量和质量，如果新妈妈过度紧张、忧虑、悲伤、愤怒或惊恐，都会影响催乳素的分泌，导致乳汁分泌量减少、子宫复旧不好、恶露不绝，宝宝也经常哭闹，母子的正常休息也会因此受到影响。

如果新妈妈的精神状态较好，很喜欢自己的宝宝，往往下奶较早，乳汁分泌也较多，子宫修复也好，宝宝也不经常哭闹。可见，哺乳期间新妈妈保持乐观的心态和愉悦的情绪，才能保证乳汁的正常分泌。如果新妈妈在喂养宝宝时常感到紧张，可以用下面的办法消除紧张的情绪：

● 放松身体

新妈妈往往会感觉非常疲惫，尤其是在临睡时。这时，静静地躺在床上，为自己播放一曲舒缓的轻音乐，做一做脸部按摩或面膜，让全身神经随着音乐的节奏而彻底放松。

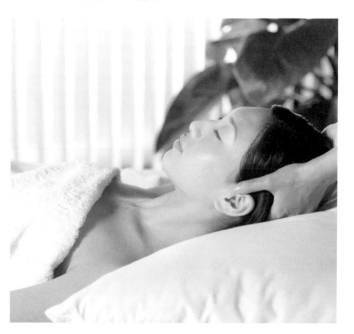

● **学会倾诉** 哺育宝宝的过程永远是痛并快乐着的，新妈妈如果遇到挫折，可向一些有经验的前辈妈妈请教，也可以将心中的不快向知心人倾诉，这样可以大大缓解自己的紧张情绪。

● **适当运动** 新妈妈可通过适量的运动来缓解紧张，如伸伸胳膊、舒缓一下双腿等，活动的同时自然可以渐渐消散紧张的情绪。但是由于新妈妈容易疲劳，不宜做剧烈运动。

● **丈夫应学会关怀** 丈夫要抽出更多的时间关心妻子，仔细观察母子身体的变化，为新妈妈准备科学合理的饮食，让新妈妈保证充足的睡眠，经常陪妻子聊天。妻子快乐、态度积极了，母乳分泌和宝宝的健康自然可以得到保证。

♛ 避免疲劳

新妈妈分娩时，精神、体力消耗极大，需要较长时间的恢复。而许多新妈妈产后得不到充分的休息，严重影响泌乳质量。为此，丈夫和家人要多为新妈妈分担宝宝的护理工作，让新妈妈有充分的睡眠和休息时间。但新妈妈也应注意适度做些活动，这样不仅有助于身体恢复，还能更好地促进泌乳。

新生儿怎样是饿了的表现

细心的妈妈如果注意观察宝宝，就会发现宝宝会发出各种信息告诉妈妈肚子饿了。最常见的表现就是宝宝天生的本领——觅食，即在他清醒时，觉得饿了，

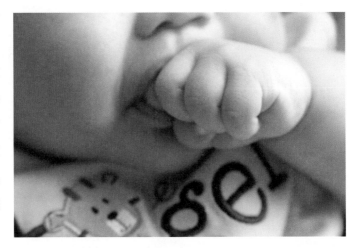

便常常张着小嘴左右寻觅，或吸吮临近口边的被角、衣角、衣袖或手指等；而正在熟睡中的宝宝，则将从深睡眠状态转入浅睡眠状态，短暂地睁大闭合的双

眼，眼睑不时地颤动；还可表现为睡眠中有吸吮和咀嚼动作。另外，哭也是一种饥饿信号，但不要以为宝宝一哭就是饿了，哭也是表示不适（如尿布湿了）的一种特殊"语言"，一旦新生儿突然哭起来，就应查找原因，做适当处理。

什么是混合喂养

当母乳量不足时可以采用混合喂养的方式哺喂宝宝，但一定要坚持母乳喂养优先，因为母乳具有营养丰富、全面、比例适合、利于消化吸收等优点，尤其是所含的蛋白质、脂肪、糖类三大营养素的比例适当。

合喂养可在每次母乳喂养后补充母乳的不足部分，也可在一天中1次或数次完全用代乳品喂养。

混合喂养时，还要继续想办法增加母乳量，因为这时宝宝对乳房的吸吮刺激还会在一定程度上刺激乳汁分泌。妈妈要多吃营养食物，饮食要多样化，并尽量保证营养均衡，也可吃些有催乳功效的中药加以调理，但是要在医生的指导下进行，不能随便乱用中药催奶。

哪些妈妈不宜哺乳

母乳是宝宝最理想的食物，但有下列情况的妈妈不宜用母乳哺喂宝宝：患有心脏病、肾脏病、糖尿病、精神病、活动性肺结核、恶性肿瘤等疾病者，体质过于虚弱者也不宜哺乳，以免增加妈妈身体的负担。同时，由于妈妈患有疾病，乳汁也会受到一定的影响，而且有病的妈妈需要服药，有些药物可通过体内代谢影响乳汁，宝宝吸食后会引起药物反应，有碍健康。有精神病的妈妈可能会因精神失常而伤害宝宝，不宜哺喂宝宝。在哺乳期间，妈妈如患乳腺炎，应暂时停奶，因为乳汁中很可能混入大量细菌，宝宝食后会引起细菌感染，重者会造成败血症，如治疗不及时，还会危及生命。妈妈患重感冒时，细菌或病毒会借喂奶之机由消化道传染给宝宝，应该暂停哺乳。另外，妈妈发热时乳汁浓缩，可能引起宝宝消化不良。应注意的是，在哺乳期间，要适时将乳汁吸出避免回奶，最好不要服用避孕药。

关于人工喂养

新妈妈因各种原因不能哺喂宝宝时，可选用母乳替代品喂养宝宝。但不要轻易放弃母乳喂养，应尽量保证母乳哺喂到宝宝4个月大，尤其是要让宝宝吃到最初1周内的初乳。

● **配方奶喂养**　在不能喂母乳的情况下，婴儿配方奶是一个最好的选择。婴儿配方奶也叫母乳化配方奶，是仿照母乳的成分而设计的，是除了母乳以外最适合宝宝的食物。使用配方奶时应注意：①按照产品的标准冲调方法来调配，奶配得太浓和太稀都会严重影响宝宝的健康和生长发育，年龄越小影响越大；②调配奶粉的水温一般在60度以下，温度太低会导致宝宝腹泻，温度太高会使奶粉中的有效成分损失。

● **牛奶喂养**　出生后1～2周的新生儿可先喂2：1牛奶，即鲜奶2份加1份水，以后逐渐增加浓度，吃3：1至4：1的鲜奶到满月后，如果孩子消化能力好，大便正常，可直接喂哺全奶。奶量的计算：宝宝每日需要的能量为100～120千卡／千克，需水分150毫升／千克。100毫升牛奶加8%的糖可供给能量100千卡。

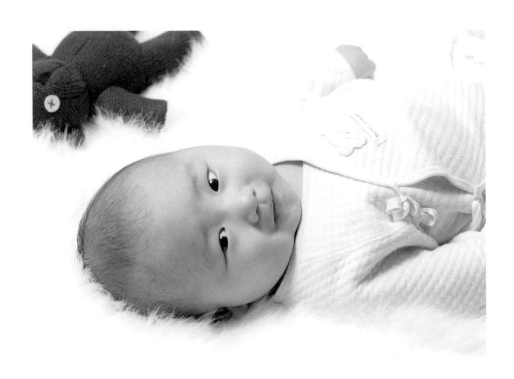

● **奶粉喂养** 奶粉也应使用正确的冲调比例。首先应按照奶粉的说明书来冲调，没有说明冲调比例的奶粉，一般按照以下比例冲调：如按照重量比，应是1份奶粉配8份水；若按体积比，应是1份奶粉配4份水。

● **添加鱼肝油** 不论是母乳喂养或是人工喂养的宝宝，如果出生后没有注射过维生素D，那么在宝宝2～4周时应及时添加鱼肝油，以防止佝偻病的发生。市场

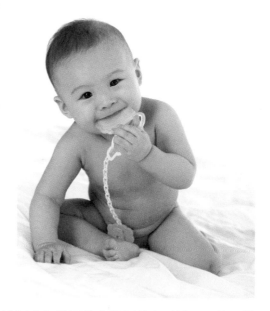

上有很多种类的鱼肝油，应为宝宝选择专门给婴幼儿使用的鱼肝油。目前婴幼儿使用的鱼肝油可分为1岁以内、1～3岁及3岁以上几个档次。可参照自己宝宝的年龄做选择。要严格按照说明书或医嘱添加，以免不足或过量。

怎样选择奶粉

要保证奶粉的安全，首先要从选购开始，学会"望闻问切"，才能把好宝宝健康饮食的第一关。

● **看颜色** 优质奶粉呈天然乳黄色，假奶粉有结晶、无光泽、呈白色或其他不自然的颜色。

● **闻气味** 打开奶粉包装，优质奶粉有牛奶特有的乳香味，而假的奶粉则没有明显的乳香味。

● **试手感** 父母可以用拇指和食指捏住奶粉的包装袋来回摩擦，优质奶粉会觉得质地细腻，还会发出"吱吱"的声响；而劣质奶粉因为颗粒较粗，会发出"沙沙"的流动声。

● **看溶解速度** 将奶粉放入杯中，加适量凉开水，优质奶粉需要经过搅拌才能溶解为乳白色的浑浊液，而劣质奶粉不经搅拌就会自动溶解或发生沉淀。

若是用热开水冲调，优质奶粉会形成悬漂物浮在水面上，需经过搅拌或摇动后才能溶解，而劣质奶粉相对来说溶解得很迅速。

怎样喂养早产儿

早产儿和足月儿的能量需要有所不同，在生长方面的能量约占总摄入量的40%，因为原来在胎内迅速增长的时期改为出生后完成，为了使早产儿接近于子宫内的生长速度，就需供给较高的能量。

喂养早产儿，以母乳为首选。产儿新妈妈的母乳能自动适应早产宝宝的营养需要、胃口和消化能力。由于早产宝宝吸吮能力较弱，所以若1~2天内没有母乳，可向母子健康的新妈妈请求帮助，因用量很少，对于其他新妈妈的宝宝哺喂不会有影响。

如果有条件，还应使用母乳强化剂，加入母乳强化剂的母乳更加符合早产宝宝的营养需要，对宝宝的快速发育及追赶生长都有益处。

如找不到母乳也可使用母乳替代品。早产儿奶粉应为首选，早产儿奶粉专门为早产宝宝配制，是除了母乳以外最适合早产宝宝的食物。如用牛奶喂养应谨慎，要减少牛奶中的脂肪含量，增加糖的量，使之成为低脂、高糖、高蛋白质的乳品为宜。也可以选用蒸发乳。蒸发乳的脂肪与蛋白质经过制备时的物理作用，比鲜牛奶更易于消化。一份蒸发乳加一份水或米汤，成分比鲜牛奶浓，再加蔗糖5%~10%，对胃容量小而需要热量较多的早产宝宝比较合适。但同时要注意宝宝有无呕吐、腹泻、便秘和腹胀等消化不良症状。

训练新生儿的触觉能力

新生儿全身皮肤的触觉很敏感，宝宝喜欢大人轻柔的抚摸，喜欢接触质地柔软的物体，对冷热、疼痛都有反应。训练宝宝触觉的方法很多，而其中比较有效的方法有以下几种：

给宝宝喂奶时可以将乳头在他的口边晃动，让他主动寻找乳头。

喂完奶或宝宝醒来时，父母可认真抚摸宝宝的头、四肢及身体其他部位。

让宝宝的手握住妈妈的手，妈妈再用手指勾拉宝宝的手掌。

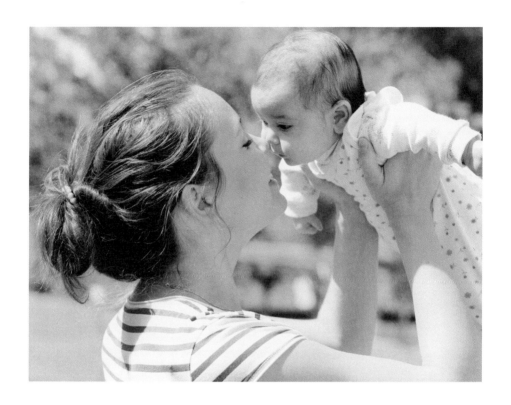

　　妈妈要经常按摩宝宝的手指和手掌，用力勾拉宝宝的手指，让宝宝手掌充分活动。

训练新生儿的听觉能力

　　新生儿出生几天后，已经渐渐熟悉了自己生活的环境，逐渐可以判断出声音来自哪个方向，尤其喜欢听人的声音，无论是歌声还是说话的声音，而妈妈的声音更能给他带来安全感和亲切感。在宝宝醒着或心情愉悦的时候，妈妈可以在宝宝脑袋的两侧，轻轻呼唤他的名字，小家伙就会慢慢地转过头来，眯着小眼睛找妈妈；还可以准备一个塑料瓶，里面装上大豆或小石头，在宝宝耳边（距离10厘米左右）均匀地摇出柔和的声音，宝宝对这样的声响也会有所反应；也可以在平常宝宝醒着时，给宝宝听一些柔和舒缓的音乐，这也能激发他对声音的敏感度，训练他的听觉。

有益新生儿的体操

宝宝出生后10天左右可以做健身操，与宝宝抚触不同的是，这套体操可以活动宝宝的骨骼和全身肌肉。做操时室内温度最好在21～22℃。动作幅度不要太大，一定要轻柔。最好是在宝宝睡觉前给他做，这样小家伙才会睡得更香。

● **运动上肢** 将宝宝平放在床上，妈妈两手握着宝宝的小手，同时伸展上肢。

● **运动下肢** 妈妈两手握着宝宝的两只小腿，先把小腿向上弯，让宝宝的膝关节弯曲起来，再拉着小脚往上提，保持伸直的状态。

● **运动胸部** 妈妈的右手放在宝宝腰部下方，把他的小腰托起来，再用手把宝宝向上抬一下，让他的胸部跟着动一下。

● **运动腰部** 抬起宝宝的左腿，放在右腿上，让身体跟着扭一扭，这样腰部就会跟着运动起来。再把右腿放在左腿上，做同样的运动。

● **运动颈部** 让宝宝趴下，这样宝宝的头就会抬起来，自然活动了颈部。

● **运动臀部** 让宝宝趴下，妈妈用手抬起他的小脚，小屁股就会跟着一动一动的。

开发新生儿大脑的潜力

人的大脑分为左右两个半球，左右脑的功能虽然无法完全分开，但两者在功能优势及功能发展的时间上存在着细微的差异。

宝宝出生的头3年是大脑发育最快、可塑性最强的时期，也是智能开发的关键时候。出生后就进行良好的教育对促进大脑发育有不可估量的作用。人的左右脑的功能存在着一定差异，左脑重在语言，右脑重在感觉，而大脑功能的发展主要集中在右脑，同时右脑的发育又能决定左脑的功能。为此，爸爸妈妈对宝宝进行早期智力开发时，不可忽视对右脑半球的开发。

在生活中，爸爸妈妈可以多给宝宝听一听舒缓健康的轻音乐；对孩子的视觉、听觉、嗅觉、触觉等方面进行早期的感官训练；经常带宝宝去户外感受大自然的变化。这些日常生活中的小事，可以有效地开发新生儿的左右脑。

多与新生儿说话

刚出生的宝宝除了吃饭、睡觉外，也需要听爸爸妈妈说话，千万不要以为这样是"对牛弹琴"。其实父母经常对新生儿说话，能促进宝宝听觉和发音器官的健全发育。

大人要时刻把宝宝当成一个会说话的孩子，经常和他说话，像"宝宝醒了，真乖""宝宝真聪明""宝宝会看气球了，真棒"等。

在宝宝刚睡醒时，爸爸妈妈也要面对面地和宝宝对视，让他感觉到爸爸妈妈的存在、气息，小家伙会紧盯着爸爸妈妈的脸，尤其是眼睛，好像在和爸爸妈妈进行心灵对话，这时，爸爸妈妈可以看着宝宝的眼睛，跟他说所有的事，比如说周围的环境、爸爸妈妈正在做的事，给宝宝轻柔地唱一首歌，或讲一个短小的故事等。

有的宝宝在第一个月会间断性地发出"ki""wi"等声音，大人可以模仿他的发音，试着再发出几声，几次之后宝宝就会喜欢上这种游戏，这种有意识地延长发音的练习可以促进宝宝语音的形成，强化宝宝正在形成的语音，提高宝宝的语音能力。

健康宝宝从亲子按摩开始

○ 健康宝宝从亲子按摩开始

新生儿皮肤娇嫩柔软，非常脆弱，容易发生干燥、发炎、瘙痒等情况，需要特殊的呵护。给宝宝进行抚触有许多的好处：

抚触可以刺激宝宝的淋巴系统，增强抗病能力。

改善宝宝消化系统的功能，促进营养物质的吸收和激素的分泌，达到增加体重、缓解气胀、结实肌肉的目的。

促进宝宝神经系统的发育，有益于大脑发育及行为发展，减少宝宝的焦虑。在抚触中长大的宝宝更机灵，具备独立自主的性格。

加深宝宝的睡眠深度，延长睡眠时间，改善宝宝睡眠质量。

轻柔的肌肤接触有助于安抚宝宝的消极情绪、减少哭闹，还能促进宝宝的情感发展，增进亲子之间的情感交流。

经过抚触的宝宝长大后情商都比较高，有强烈的自我意识，更能应付不良情绪的打击。

与宝宝进行密切的肌肤接触，能促进宝宝发育成长，给他带来更多安全感。

○ 给新生儿按摩的几个"不要"

不要在宝宝过饥或过饱的时候按摩，否则容易让宝宝腹部不舒服。

给新生儿按摩每次15分钟即可，稍大点的宝宝，可20分钟左右，最多不超过30分钟。一般每天3次。

宝宝出现疲倦、不配合时应立即停止。一旦宝宝开始哭闹，就是他觉得累了，这时妈妈不该勉强宝宝继续做动作，让宝宝休息好后再做抚触。

宝宝4～7个月时已经学会爬行，这时，他的活动越来越多，不再需要过多的抚触。

不要强迫宝宝保持固定姿势，可以打乱抚触的顺序，也可以挑选几个部位对宝宝进行抚触。

开始时按摩力度不要太大太重，要轻轻抚触，之后根据宝宝的感受随时调整。如果发现宝宝的皮肤微微发红，表示力度正好。

不要在宝宝关节部位施加压力，因为这里是宝宝最容易感到疼的地方。

室内照明不要过于刺眼，要保持光线的柔和。

防止噪声，避免影响宝宝的注意力。

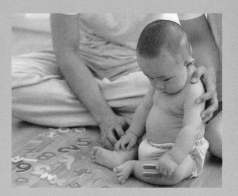

○ 给新生儿按摩的四种方式

碰触放松式

新生儿如从未经历过按摩，家人不妨先从抚触开始，让宝宝逐渐熟悉这种感觉。

第一步　用双手触碰宝宝的脸和耳朵，看着宝宝的眼睛和他聊聊天。

第二步　手掌放在宝宝胸部，慢慢往下推至腹部。

第三步　将宝宝的手臂轻轻往下按。

打开心门式

双掌放松平放在宝宝胸部，缓慢温柔地往腹部推动，按摩宝宝的每一根肋骨。再将手掌放在宝宝胳肢窝处，大拇指由胸部慢慢往下推至肋骨。

印度挤奶式

手　一只手握住宝宝手腕，另一只手四指并拢，与拇指分开呈"C"形握住宝宝手臂，由臂膀缓缓转至手腕，两手轮流按摩数次。

脚　一只手握住宝宝脚踝，另一只手呈"C"形握住宝宝大腿，由大腿处缓缓转至脚踝，让宝宝感觉到整条腿都被照顾，左右两腿交替按摩数次。

背部掌擦式

让宝宝俯卧在家人腿上，一只手握提宝宝双脚，另一只手以掌擦的手法由颈部按摩到脚踝处，反复数次。

Chapter

3

生活细节无小事，妈妈别大意

抱起新生儿的正确姿势

宝宝的降生给爸爸妈妈带来了无限喜悦，但小宝宝软绵绵的身体，让新爸爸新妈妈有点不知所措，如何抱宝宝，想必是令很多新爸爸新妈妈挠头的事情，别着急，一起来看看专家的建议：

● **怀抱法** 将宝宝的头部托起，放在父母的肘窝处，一只胳膊端住宝宝的整个身体，另一只手掌托起宝宝的小屁股即可。

● **坐抱法** 一只手托住宝宝的头，另一只手托起他的小腿，将他的小屁股放在父母的双腿上，让宝宝与父母面对面，但不要过于直立。

● **直抱法** 宝宝吃奶后要给他排排胃内的气体，此时父母可以竖直搂抱宝宝，一只手托起他的头颈，另一只手托住他的小屁股，让宝宝直立地趴在父母的肩上，由托头的手轻拍宝宝的背部。

● **夹抱法** 给宝宝洗头时，可以用一只手掌托起他的头部，另一只手掌托起他的双腿，将宝宝夹在父母的腋下，托住头部的这只手的肘部可夹住他的小屁股，另一只手可以给宝宝洗头或做其他护理。

忌给新生儿包"蜡烛包"

在我国民间流传着这样一个习俗：宝宝出生后，家人会用棉布制成的包被或小被子将宝宝包得严严实实的，为了防止宝宝乱蹬，还特意用带子把整个身子捆成一个结实的小包裹，俗称"蜡烛包"。人们认为"蜡烛包"既能防寒保暖，还能防止宝宝遭到意外伤害。

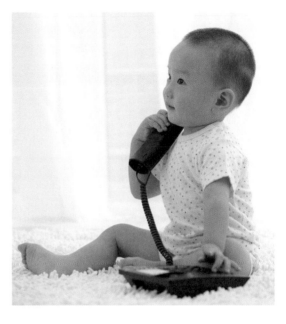

其实父母需要认识到的是，新生儿神经系统发育尚不成熟，以屈肌力量占优势，四肢屈曲属正常现象，不必人为地矫正。随着神经系统的进一步发育，有了自由活动的条件，3个月左右宝宝就会自然而然地伸直四肢。而"蜡烛包"对宝宝的生长发育是十分不利的，具体危害如下：

新生儿的肌肉和神经感受器得不到应有的刺激，四肢活动被限制。比如手指不能触摸周围物体，不利于新生儿的触觉发展，久而久之，还会影响到脑及全身的发育。

影响宝宝的正常呼吸。新生儿被束缚后，限制了膈膜和胸部的活动，使呼吸减弱，肺活量减少，肺部发育受到影响。尤其是宝宝哭泣时，胸廓和肺不能相应地扩张，不能提高肺活量，肺功能会受到影响。

易使新生儿的胃部受到挤压，胃肠蠕动受阻，限制新生儿的食欲，也容易引起溢奶。宝宝还不能自由翻动，易将呕吐物吸入，引起肺炎。

影响新生儿皮肤散热，汗液及粪便的污染易引起皮肤感染，严重时还会造成髋关节脱位。

哺乳时较难和妈妈贴近及含住乳头，造成喂哺困难。

为此，要摒弃传统的包裹方法，使新生儿保持自然体位。正确包裹宝宝的方法是：用包被从宝宝的腋下包住身体，将宝宝的上肢放在包被外面，让包在被子里面的下肢处于自然放松的弯曲状态，切不可包得太紧。

新生儿的尿布选择

传统的棉质尿布最大的优点是柔软舒适、透气性好，非常适合新生儿娇嫩的皮肤。棉质尿布尿湿后，新生儿就会因感到不舒服而哭闹，可以提醒妈妈及时更换尿布，从而有利于保持新生儿臀部的干爽，预防尿布疹。

棉质尿布价格较低，并且可以重复使用，非常经济实惠。棉质尿布的缺点是更换比较频繁，需要准备很多，而且洗涤、晾晒也比较麻烦。

纸尿裤的优点是干净卫生、吸收性强、渗透性快，多次吸收尿液后表面仍然可以保持干爽。使用纸尿裤还能保证宝宝的睡眠，减少因尿湿或者换尿布而影响新生儿睡眠的情况。纸尿裤的不足之处是其柔软舒适度、透气性能与棉质尿布相比较差，而且是一次性产品，价格较贵。根据有关专家的建议，宝宝不宜长期使用纸尿裤。

如何更换尿布

为新生儿垫尿布时，大多数情况下宝宝都在哭闹，此时妈妈一定要沉着冷静，不要毛手毛脚，动作要轻柔、快捷。换尿布前妈妈要洗手，把尿布的右下角对左上角折叠成三角形，三角形底边在上，左手将宝宝的双脚轻轻提起，右手将尿布平塞入宝宝臀下，三角尿布的底边放在其腰间。接下来把尿布下角经双腿间折叠到宝宝腹部，然后轻按着这一角，再将一侧的尿布角折起，盖在腹部中间的尿布角上，另一侧的尿布角也以同样的方式折起。最后将尿布固定，形成一个"三角形"内裤，然后将衣服拉平、包好。注意，固定尿布时不可使用别针，以防刺伤宝宝，可事先在尿布角上缀上布条以供固定使用。另外，新生儿期尿布不应盖住脐部，以避免脐部感染。

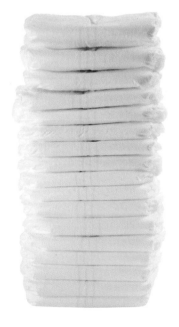

尿布的清洁与消毒

棉质尿布在准备使用前，无论新旧，都需要经过清洗。使用过的尿布在清洗之前要尽可能除去上面的粪便，清洗时可以用中性洗涤剂，但最好使用洗涤婴儿用品的专用皂液。可以在使用5～6次后对尿布进行一次消毒处理。但如果新生儿患有腹泻等消化道疾病或疱疹等皮肤病时，则对每次换下的尿布都应进行消毒。在对尿布进行消毒处理时，需准备一个消毒专用的塑料桶，将尿布放入桶内，倒入适量清水和专用的消毒液，至少要在消毒液中浸泡6小时以上。每次清洗尿布一定要漂洗干净，不要残留洗涤剂或消毒剂，否则不仅会降低尿布的吸水性，还会伤害新生儿娇嫩的皮肤。清洗干净后的尿布需要在通风处晾干晒透，最好经过太阳暴晒。

新生儿使用纸尿裤时应注意什么

现在，许多年轻父母为了方便、省时、省心，长期给新生儿使用纸尿裤，但需要注意的是，长期使用纸尿裤是存在一定隐患的，对宝宝的生长发育不利。其实，不少纸尿裤并不完全是纸质的，其内部含有具有吸附作用的海绵和纤维层，长期使用会对宝宝的肌肤造成伤害。甚至有报道称，长期使用纸尿裤可能会引起不育症。因此，在为新生儿选用纸尿裤时，一定要选用优质的纸尿裤，而且使用时一定不要包得太紧，也不要长时间使用。

新生儿的衣物选择和存放

新生儿的皮肤娇嫩、毛细血管丰富、角化层薄、汗腺发育不良、排尿次数多、生长发育快，为此，父母为宝宝挑选衣物时应选用质地柔软、通透性能好、吸水性强的棉织品，而且新生儿的衣服要求保暖、方便换洗、不伤肌肤。具体挑选时不妨参考以下要点：

● **面料** 最好选择软棉布或薄绒布，这两种面料不仅质地柔软，还容易洗涤，保温性、吸湿性、通气性好。

● **颜色** 以浅色为宜，深色染料容易刺激皮肤。

● **尺寸和样式**　以穿脱方便、宽大舒适为宜。比如内衣最好不要有衣领，因为衣领会磨破宝宝下巴及颈部的皮肤。而且新生儿颈部特别短，穿有领的衣服会不舒服，最好是"和尚服"，在身体一侧打结，不要用纽扣和别针，以免扎伤宝宝，系带也不可过紧，以免伤及腹下皮肤。新生儿不必穿裤子，因为经常尿湿，可以用尿布裤。外衣要宽松，不要过紧，以免影响血液循环。此外，新生儿衣服的接缝处及下摆应是毛边，缝口朝外。总之，新生儿的衣着式样要简单，衣袖宽大，易于穿脱，便于宝宝活动。

● **数量**　新生儿内衣至少需要准备3件，便于换洗。夏季穿1件内衣即可，天冷时需加外衣。外衣要选用加厚棉毛衫或者棉绒衫。冬天可穿无领斜襟棉袄。新生儿不宜穿毛线衫，因毛线衫有毛，容易刺激皮肤，让新生儿感到不舒服。

如何给新生儿洗澡

洗浴是新生儿护理的重要项目之一。洗浴可以使新生儿全身保持清洁，防止细菌从皮肤侵入机体发生感染，还可以改善宝宝体内的血液循环，促进新陈代谢，增加皮肤抵抗力，对新生儿的健康有利。同时，新生儿通过洗浴，还能

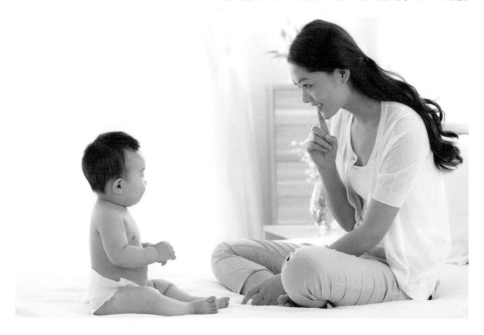

及时发现婴幼儿皮肤病、红臀、脐炎、新生儿硬肿等病症。那么，如何给宝宝沐浴才算科学健康呢？

👑 父母要做足准备工作

准备好适合小宝宝的洗浴用具，如浴巾、毛巾、纱布、棉棒、尿布、换洗的衣服、婴儿肥皂、浴液、润肤乳等。

选择最佳的洗澡时间，最好在宝宝吃完奶2小时左右，以减少吐奶。

洗澡前，妈妈应洗净双手，清洁浴盆。

室温控制在24～26℃，水温最好在38～40℃之间。如果没有温度计，可将水滴在前臂或手背上，以感觉水温，不冷不热为宜。

妈妈的指甲不宜过长，取下手表、戒指、手镯等饰品。

选择舒适安全的环境，打开窗户通风，但避免阵风。

👑 正式开始给宝宝洗浴

准备好宝宝的浴盆，先倒凉水再倒热水，直至水深达10厘米左右。

把宝宝的衣服脱去，抱起宝宝，以一只手臂托住宝宝的头，手掌托住宝宝的腋下，另一只手托着宝宝的双足，轻轻放入盆中，一定要让宝宝的臀部先入水。

之后，先用小毛巾洗净宝宝的双眼，然后洗脸、鼻、耳、颈部，与此同时，妈妈用左手掌托着宝宝的头部，以拇指及中指轻压宝宝的耳朵，避免洗澡水流入宝宝耳内。

洗头时，先将宝宝的头部打湿，涂上洗发精，再轻轻揉洗几下，洗净，擦干头部。

清洗身子时，让宝宝后颈枕在你的手臂上，另一只手托住宝宝臀部，平着抱起，把宝宝慢慢放入浴盆打湿前身，手边抹浴液边搓洗，颈部、腋下、手掌、腹股沟及会阴处等部位都要认真清洗。洗浴时间以2～3分钟为宜。

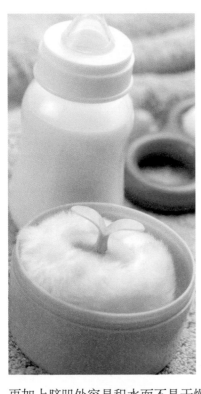

♛ 洗浴完毕后

妈妈需一手紧托宝宝的腋下，一手紧托下身，双手小心紧抱宝宝离开浴盆。

先用浴布把宝宝包裹好，将润肤乳轻轻抹在宝宝身上，尤其是颈下、腋窝、大腿内侧等有褶皱处，然后穿好衣服，换上新尿片。

新生儿的脐带何时脱落

脐带是妈妈供给胎宝宝营养和胎宝宝排泄废物的必经通道。正常情况下，脐带在宝宝出生后24～48小时自然干瘪，3～4天开始脱落，10～15天自行愈合。新生儿脐带被结扎后，脐窝创面血管还没有完全闭合，再加上脐凹处容易积水而不易干燥，因此，很容易滋生病菌引发感染，严重时甚至会发生败血症。所以，妈妈要每天检查新生儿脐部，保持脐部清洁干燥，不受尿便污染，每天可用浸有75%酒精的棉棍擦拭脐根部。脐带脱落后，脐凹可能还会有分泌物，此时仍需用酒精消毒。遇有结痂时，应去除痂皮，彻底清洁底部。脐部不可随便涂拭痱子粉等，以免感染。一旦发现有感染症状，须及时就诊。

新生儿可以用爽身粉吗

有些妈妈在给新生儿洗完澡后，习惯性地在宝宝的皮肤上涂抹爽身粉，其实这样做要谨慎。新生儿的皮肤娇嫩，皮肤角质层较薄，防御能力弱，非常容易受到感染。同时，新生儿新陈代谢快，皮肤上的汗腺分泌旺盛，爽身粉在汗液的作用下易结为粉质块，积存在皮肤的褶皱里，阻塞皮肤汗腺的分泌，从而产生湿疹。因此，新生儿洗澡后最好不要大量使用爽身粉。

怎样保护新生儿的臀部

臀红在医学上称为尿布疹，是新生儿常见的皮肤病。由于新生儿的皮肤柔软娇嫩，角质层没有发育完全，所以抵抗外界刺激的能力非常弱，如果不及时为新生儿更换尿布、擦洗臀部或者尿布不清洁，都会刺激新生儿臀部的皮肤，造成皮肤发红、出现皮疹，甚至会引起皮肤脱落或糜烂。预防新生儿臀红的最好方法是勤换尿布，以保持新生儿臀部皮肤的清洁干燥。新生儿的尿布应选用柔软、细腻和吸水性强的棉布或棉织品，尿布每次用后一定要清洗干净，特别注意不要残留洗涤剂或消毒液，并且要在通风处经阳光暴晒晾干。新生儿每次大、小便后，都要用温开水为其清洗生殖器、肛门及臀部，用无菌小方巾擦干，并可用棉棒蘸些消毒植物油涂在新生儿的臀部，以免皮肤受到尿液和粪便的污染。

如何护理新生儿的脐带

新生儿出生后脐带由医护人员给予消毒并结扎，家人要在24小时内密切观察有无出血状况。每天洗浴后要用75%的酒精消毒，并用无菌纱布包扎。

正常情况下，脐带结扎剪断后3～7天会干燥脱落，形成肚脐。有些宝宝可能略迟些，但大部分一周后便可自行脱落，大人不要用手去剥它，脐带脱落前如果不注意清洁，被细菌感染，轻者使脐部发炎，重者引起败血症，甚至导致死亡。如果脐带长时间不脱落，或断脐处出现红肿、渗液、臭味等异常情况，应询问医护人员，及时采取相应的处理方法。另外，尿布不要包住断脐处，如发现被大小便污染，要及时清理、消毒。

保护好新生儿的囟门

新生儿总有些特别娇弱的部位，囟门就是一个需要特殊护理的部位。正常新生儿有前、后囟门，前囟门随头围增大而变大，约1岁半时闭合，后囟门是两块顶骨和枕骨形成的间隙，一般在出生后6～8周闭合。很多新手爸妈因为对囟门不甚了解，不敢碰、不敢洗，以致污垢堆积，很容易引起宝宝头皮感染，继而发生脑膜炎、脑炎，所以囟门的日常清洁护理非常重要。

　　不要给宝宝用材质过硬的枕头，如绿豆枕、沙枕，否则容易引起头部变形。不要让宝宝一直固定一个睡姿，要经常为他翻翻身。避免家中家具的尖锐硬角处弄伤宝宝的头部，可以在尖锐的地方套上防护套。如果宝宝不慎擦破了头皮，要立刻用酒精棉球消毒以免感染。冬天外出应给宝宝戴上较厚的帽子。

　　恰当合理地清洗宝宝的囟门也很关键：囟门不必刻意清洗，洗澡时清洗就可以了，而且要用宝宝专用洗发液，不能用强碱肥皂，以免刺激宝宝头皮，诱发湿疹或加重湿疹。清洗时手指要平放在囟门处轻轻地揉洗，不能强力按压或强力搔抓。如果囟门处有不易洗掉的污垢，可以先用香油或植物油蒸熟后润湿浸透2～3小时，当污垢变软后再用无菌棉球按照头发的生长方向擦掉，并在洗净后扑少许润肤乳。

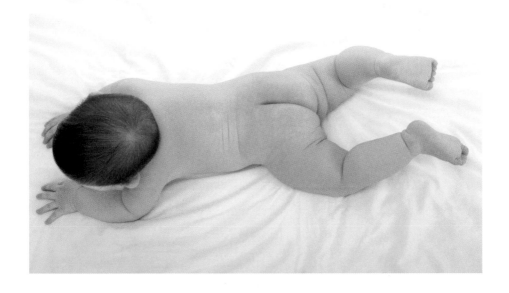

如何照顾"夜哭郎"

　　新生儿夜啼几乎是所有父母必经的梦魇，其实所有新生儿都会在半夜哭，而且绝大部分是正常的，父母只要有耐心，面对宝宝哭闹时做该做的检视，并依照宝宝的特质给予适当的安抚，就能让宝宝平稳度过特别爱哭的阶段。

👑 了解原因

宝宝夜啼的原因很多，大致分为非疾病引起和疾病引起两大类。

● 非疾病引起的哭闹

未满月的新生儿，哭是一种本能。

这个时期，宝宝的哭是生理性的，并不表示机体有什么异常情况。

相反，新生儿重病时，表现精神萎靡、不吃也不哭，此时反而更需引起父母重视。正常新生儿的生理性哭闹常出现在肚子饿了、尿布湿了、衣着过热或过冷时，还需注意有没有情绪波动、撒娇爱抱等情况。有时新生儿会在解大便前哭闹，这可能是较剧烈的肠蠕动引起的腹痛。

有些宝宝仅在夜间哭闹而白天很好。这种情况，如果宝宝其他生活表现都很好，可检查以下几方面：是否白天睡眠太多，晚上睡前过分嬉戏，情绪比较兴奋；是否睡时穿衣盖被过厚；是否由于不良的生活习惯（如要抱着入睡，或吮奶入睡），达不到目的而哭闹，在给以相应的措施后，哭闹会停止。

● 疾病引起的哭闹

任何疾病导致宝宝感觉不舒适及疼痛，都会引起哭闹。有时疾病的主要症状尚未出现之前以哭闹为主要表现，但通过较仔细的观察，可逐渐发现与疾病相关的症状。

● **消化道疾病** 宝宝患各种急性肠道感染及消化不良时，可因肠蠕动增加及肠痉挛而引起腹痛，导致哭闹。人工喂养的宝宝可因对牛奶蛋白过敏或乳糖不耐受引起肠胀气及痉挛而哭闹，一般都伴有腹泻。哭闹时有时可听到或感觉到宝宝肚子内咕咕作响，待解出稀便后，哭闹即停止。

● **营养性疾病** 宝宝患早期活动性佝偻病时常表现烦躁不安、易惊、好哭、多汗，尤其夜间好哭，故为"夜啼"的常见原因。

● **颅内疾病** 宝宝患脑炎、脑膜炎或颅内出血等颅内疾病，常出现音调高亢的阵发性哭闹。尤其新生儿出现阵发性尖叫，应考虑颅内出血，这是颅内压增高引起头痛的一种表现，应引起警惕。

♛ 防治护理

如果宝宝是因为疾病因素而哭闹，应该采取的方法就是对症治疗。如果是因为非疾病因素所导致，父母就要掌握一些安抚的方法。

● **饥饿** 要根据需要来喂食。如果宝宝只是想满足吮吸的欲望，妈妈可以不用喂奶，只要给他一瓶温水即可，也可以用安抚奶嘴来满足宝宝的需要。

● **温度** 宝宝的房间尽可能地保持在26℃左右，并且勤给宝宝换尿布。

● **疲倦** 将宝宝放在安静且暖和的地方休息。

● **惊吓** 紧紧抱着宝宝，轻轻摇他或给他唱歌。尽量避免突然的震动、噪音或强光。

● **裸体** 大部分的宝宝都不喜欢让皮肤直接接触空气，这样会使他们感到缺乏安全感。因此，在宝宝出生后的几个星期中，尽可能地减少脱光宝宝衣服的次数。在洗澡或换衣服时，要注意动作轻缓，避免拉扯，并不时地和他说话以安抚他紧张的情绪。

● **要抱** 把宝宝抱起来，让他趴在妈妈的肩上或膝盖上，轻轻地按摩他的背部。

另外，各种移动或有节奏的声响也能起到安抚的作用，如利用摇篮或摇椅来摇晃宝宝；抱着宝宝进行有明显节奏的散步或跳舞；汽车的移动和稳定的引擎声音都可以让他回忆起过去在妈妈羊水中摇晃的感觉。

对新生儿来说，适当地哭一哭没有坏处，既可锻炼心、肺功能，又可加强四肢、腹部肌肉力量，所以听到哭声，父母不必紧张，但也不要忽视他，不理他。从心理需求的角度分析，宝宝此时很需要得到父母的爱，需要安全感。

可以给新生儿剪指甲吗

新生儿的指甲长得非常快，通常生长速度为每天0.1毫米左右，为了防止新生儿抓破自己或父母，应及时为其修剪。有的父母为了省事，给新生儿戴上手套，其实这种做法非常不妥，束缚了宝宝的双手，限制了宝宝双手的活动，不利于宝宝触觉的发育。另外，手套内的线头若绕在宝宝的手指上还可致指端坏死。给宝宝剪指甲可以等宝宝熟睡后进行，这样可以避免因宝宝乱动，而不慎刺伤他的手指。另外，洗澡后指甲会变得较软，此时也比较容易修剪。修剪时可以用宝宝专用指甲刀，沿着指甲的自然线条进行修剪，不要剪得过狠，以免刺伤手指。如果不慎刺伤皮肤，可以先用干净棉签拭去血渍，再涂上消毒药膏。另外，为防止新生儿用手指抓破皮肤，剪指甲时要剪成圆形，不留尖角，保证指甲边缘光滑。

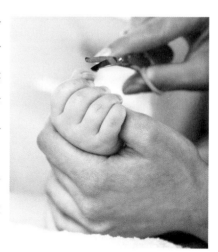

如何测量新生儿体温

给宝宝测量体温常用的方法有腋下表、肛表和口表三种。其中，腋下表是最常应用的测量体温方法，适合于小儿使用。口表虽然方便准确，但不适合小儿使用。肛表准确性高，测得的结果比较接近体内温度，但应用和消毒比较麻烦。

♛ 腋下表测量体温

用右手拇指、食指握捏着体温表的末端（无水银球的那端），手腕快速用力地向下甩动，使水银下降入球部，直到体温计汞柱甩到35℃以下（甩表时要避免碰撞其他物品，以免体温表被碰碎）。

测温时，解开或撩起宝宝的衣服，让他坐在父母的腿上或躺在床上，把水银头部放在腋窝中并夹紧（如果腋下有汗，应先将汗擦干）。按住宝宝的胳膊使体温计贴着他的身体，保持这种姿势5～10分钟。

取出体温计，手持尾端呈水平位，使表上的刻度与眼平行，背光轻轻转动，直到清楚地看到体温表度数（汞柱所至的刻度即为腋下表所测得的实际温度）。

通常，腋测法正常体温为36～37.4℃，超出37.4℃，说明宝宝发热了（38℃以下为低热，38～39℃是中等热，39℃以上是高热）。对于发热的宝宝应每隔

2～4小时测量一次体温，吃退热药或物理降温后30分钟还需测量一次体温，以观察宝宝热度变化。

需要注意的是，测定体温后，建议用75%的医用酒精、凉开水或肥皂水消毒体温表，但不能用热开水冲洗，以免损坏体温表。

♛ 肛表测量体温

测温前先将温度计度数甩到35℃以下，以润滑剂润滑肛表水银球端。

测温时，让宝宝采仰卧抬腿或趴卧姿势，用手扳开肛门，将肛表旋转并缓慢轻轻插入，拿肛表的手同时按住宝宝臀部，固定住肛表，以防滑落或插太深。在插入的时候，父母必须注意安抚宝宝不安的情绪，让他保持相对稳定的姿势，不要乱动。一般测量2～5分钟即可。

肛温适合各年龄层使用，测量结果最接近中心体温，受环境温度影响最小，但不方便测量，不适合做筛检用。因此建议可在其他方式的测量结果有异常或有疑义时使用。肛温如果为36～37.9℃是正常的。超过37.9℃就说明宝宝发热了。

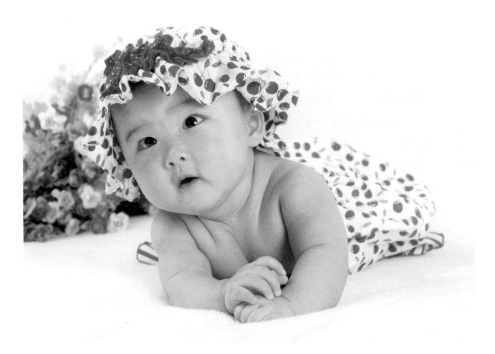

夏天防止新生儿生痱子

夏天出生的新生儿由于天气炎热，非常容易出汗，同时新生儿皮肤非常娇嫩，因此，很容易生痱子。痱子可形成小脓疱，如果护理不当甚至会引发败血症而危及宝宝生命。所以，妈妈要十分注意预防痱子的发生。预防宝宝生痱子需做好以下护理工作：

应尽量避免新生儿大哭，以防出汗，并采取必要的降温措施。

勤用温水给宝宝洗澡，每天最好为宝宝洗澡和擦洗身体2次以上。同时，一定要待皮肤擦干或晾干以后再穿衣物，要始终保持宝宝的皮肤干燥。

如宝宝头部生痱子，可将宝宝头发剪短，以减少出汗。

如痱子已经形成小脓疱，则需及时请医生诊治，切不可用手随意挤压，以免扩散而引起全身感染或引发败血症。

如果同时伴有高热、拒奶、精神萎靡、不哭等异常情况，则有中暑的可能，这时必须立即到医院做相应的检查及治疗，以防产生不良后果。

新生儿晒太阳的学问

适当地把宝宝抱到户外晒晒太阳，可以让宝宝接受阳光中紫外线的照射，有效预防宝宝因体内维生素D缺乏而导致的佝偻病发生。但是，父母带着新生儿晒太阳也是非常有讲究的。

夏秋季节出生的宝宝在生后半个月即可在户外晒太阳，充分接触大自然，呼吸到新鲜空气，这对新生儿的生长发育和健康都有好处。不过父母要注意，每次活动的时间要稍微短一些，保证在10分钟左右就可以了。

除此之外，父母还要注意，夏天带宝宝外出要尽量避开上午10点到下午3点这段时间，还要注意不要让太阳直射宝宝的身体，应在风小的树荫下晒太阳，大风天则不适宜带宝宝外出晒太阳。在给宝宝晒太阳的时候，能够暴露出的皮肤部位可以尽量多暴露一会儿，但要用准备好的小棉布或小被子盖好宝宝的小肚子，避免新生儿受凉。

Chapter

4

预防为先，宝宝的疫苗接种不容忽视

什么是预防接种

预防接种是指把疫苗通过注射、口服等方式接种到人体内，使机体产生特异性的免疫力，达到预防相应传染病的目的。人体在初次接触到这些疫苗时，自身的免疫系统由于受到这些疫苗的刺激而被激活，分泌出具有免疫功能的免疫活性物质，当人体再次遭受这些致病菌的侵袭时，这些免疫活性物质就会发生作用，阻止病菌伤害人体，从而达到预防相应传染病的目的。

为什么要进行预防接种

在胎儿期，胎宝宝可以通过胎盘从母体中获得一些具有抵抗传染病能力的免疫物质。因此，宝宝出生后的一段时间里（大约为6个月），这些免疫物质可以在一定程度上保护宝宝不患某些传染病。但是随着宝宝的长大，这些免疫物质就会逐渐减弱和消失，而宝宝自身的免疫能力尚未发育健全，容易患某些传染病。因此就

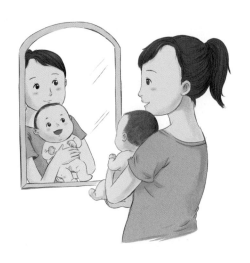

需要通过有计划地预防接种，达到预防某些传染病发生的目的，从而保护宝宝的身体健康。

什么是基础免疫

基础免疫是指机体首次完成某种疫苗的接种。由于疫苗的种类不同，接种后产生的免疫效果也不一样。通常活疫苗的免疫效果较好，基础免疫只需要接种1次就可以完成。死疫苗的免疫效果较差，基础免疫必须经过几次才能完成。大部分疫苗的基础免疫需要接种多次后才能达到满意的免疫效果。宝宝在1岁以内必须完成1次卡介苗、3次预防脊髓灰质炎的小儿糖丸、3针百白破三联疫苗、1次麻疹活疫苗接种，这样就完成了计划免疫中的基础免疫。

什么是加强免疫

各种疫苗接种成功后所产生的免疫预防作用并不是终生有效的，都是有一定期限的。在完成基础免疫后，经过一定的时间，体内保护性抗体的作用就会逐渐减弱或消失。为使机体继续维持必要的免疫力，需要根据不同疫苗的免疫特性在一定时间内进行疫苗的再次接种（复种），这就是加强免疫。家长应按保健医生的要求，按时带宝宝到指定地点接种疫苗。

进行预防接种时应注意什么

进行预防接种时，应注意并不是所有的儿童都能进行预防注射，凡宝宝具有下列情况时不宜或暂时不能进行预防接种：

如果患有严重心脏病、肝病、肾病、结核病，不宜进行预防接种。

如果患有神经系统疾病如癫痫、大脑发育不全等，不宜进行预防接种。

如果患有重度营养不良、严重佝偻病、先天性免疫缺陷，不宜进行预防接种。

过敏体质、哮喘、荨麻疹患儿以及接种疫苗后有过敏史的儿童，不宜进行预防接种。

腹泻或大便每天超过4次的儿童，不宜进行预防接种。

如果宝宝体温超过37.5℃，应首先查明发热原因，治愈后再预防接种。

接种部位有严重皮炎、牛皮癣、湿疹及化脓性皮肤病时，应在治愈后再进行预防接种。

预防接种后的反应有哪些

接种疫苗前一定要了解宝宝的身体情况是否适合接种，特别是年轻父母，要了解宝宝对即将接种的疫苗是否有禁忌证，否则很可能不仅没有起到预防疾病的作用，反而会引发其他问题。任何疫苗针对一部分人，在接种后都有可能产生不适反应。如果宝宝在接种后出现局部红肿、疼痛、发热等症状，但很快就消退，这属于正常接种反应。而这些症状如果加重，且不见好转，最好尽快到医院治疗。

如何识别预防接种的正常和异常反应

♛ 正常反应

正常反应是由于疫苗制品本身的特性所引起的，其性质和强度随疫苗的不同而有所差异。正常反应分为局部反应和全身反应两种。局部反应是指在接种后24小时左右，接种部位会发现红肿、热、痛现象；全身反应主要表现为发热症状，体温在38.6℃以下，有时伴有头痛、恶心、呕吐、腹痛、腹泻等症状。加重反应是指机体在某些特殊的生理状态下接种了疫苗会发生的反应，其性质与正常接种反应一致，只需对症处理即可，不会留有后遗症。

♛ 异常反应

预防接种的异常反应是指同时接种同一批疫苗的人群中，有极个别人身上发生的一类反应。它们的共同特征有：

这类反应与接种的疫苗种类有一定联系，但只发生在个别人身上，大都和受种者的体质有关。

反应的性质、临床表现与一般反应不同。

反应程度比较严重，必须及时就医诊治。预防接种的异常反应主要有晕厥、过敏性合并症、变态反应等。

预防接种正常反应的处理方法

一般情况下，预防接种后的正常反应不需进行特殊的处理。只要注意适当的休息，多饮用开水，注意保暖，加强营养，通常1～2天后反应会自然消失。局部反应较重时，可以进行热敷或卧床休息。但是接种卡介苗的红肿处不能做热敷，也不能用消毒剂涂抹。如果反应特别重，如出现化脓、高热持续不退，甚至有抽搐、昏迷等症状时，应及时到医院检查治疗。

重视预防接种后的异常反应

多数疫苗制品的接种反应轻微，时间也较短暂，无须做任何处理即可恢复正常。但某些情况下，反应也可能加重。预防接种后常见异常反应包括晕厥（俗称晕针）、过敏性休克、过敏性皮疹、接种活疫苗后的全身性感染、血管神经性水肿等。

♛ 晕厥

● **症状** 注射后会表现出先紧张、面色苍白、出虚汗，继而失去知觉、小便失禁等。这可能是由于被接种者精神过度紧张和恐惧，引起短时间失去知觉和行动能力。宝宝在空腹、过度疲劳及空气污浊、天气闷热时，最容易发生这种反应。

● **处理方法** 一旦出现晕针，应马上让宝宝平卧，保持安静，并喂些热水或糖水，片刻之后就会缓解。要是数分钟后还不见好转，要立即请医生进行诊治。

♛ 过敏性休克

● **症状** 有的宝宝注射后会出现皮肤瘙痒、烦躁不安、面色潮红或苍白、呼吸困难、大小便失禁，甚至神志不清等异常反应，这种情况多在注射疫苗后数分钟，迟至数十分钟发生。

● **处理方法**　如果宝宝出现这种反应，要立即让宝宝平卧，将头部放低，等待医护人员的到来，严重时可就地进行皮下或静脉注射肾上腺素，并密切观察病情，及时治疗抢救。一般建议父母给宝宝注射疫苗后，要在现场观察30分钟左右，没有异常再离开。

♛ 变态反应

● **症状**　如过敏性皮疹、血管神经性水肿。过敏性皮疹较为常见，以荨麻疹居多，一般在接种后数小时到数天发生，接种活疫苗在1～2周内发生。个别宝宝在接种后1～2周内会出现血管神经性水肿，注射部位红肿范围加大，皮肤发亮，严重者水肿还会扩大到整个上臂及手腕。

● **处理方法**　除了服用抗过敏药物外，还可用湿毛巾进行局部热敷。

小儿麻痹糖丸的服用和注意事项

口服小儿麻痹糖丸可以预防小儿麻痹症。小儿麻痹症在医学上称为"脊髓灰质炎"，是一种传染病，可引起肢体瘫痪，造成终生残疾。小儿麻痹糖丸需要分3次服用，每次间隔时间不得少于28天（1个月）。宝宝月龄满2个月时，第1次服用；满3个月时，第2次服用；满4个月时，第3次服用。经过3次服用以后，会在宝宝体内产生相应的抗病能力，可以有效地预防小儿麻痹症。另外，在宝宝4周岁时，需要加强服用1次。

喂服糖丸最好的办法是将整个糖丸放入宝宝口中，让糖丸在宝宝口中溶化，过1分钟左右再给宝宝喝少量水。但大部分情况下，宝宝是不配合的，所以可采取将糖丸用水溶化，喂服液体的办法。小儿麻痹糖丸是一种减毒活疫苗，切忌用热开水溶化。服用时，可以用清洁的小匙将糖丸研碎，溶于凉开水中服用。服用前后半小时内不要喝热水或喂热的食物，也不要喂母乳，以免影响免疫效果。如果宝宝患有腹泻，要暂缓服用。如果宝宝对牛奶过敏或体质虚弱时，要事先告知医生。

"五苗七病"是指什么

中国儿童预防接种的主要内容是"五苗七病"，即按照免疫程序，对7周岁以下儿童有计划地进行卡介苗、脊髓灰质炎减毒活疫苗（小儿麻痹糖丸）、百白破三联混合制剂、麻疹疫苗和乙肝疫苗5种疫苗的基础免疫及加强免疫，从而达到防治结核、脊髓灰质炎、百日咳、白喉、破伤风、麻疹及乙型肝炎7种疾病的目的。

新生儿卡介苗的注射

卡介苗是一种用来预防儿童结核病的预防接种疫苗。接种后可使儿童产生对结核病的特殊抵抗力。卡介苗接种的主要对象是新生儿。卡介苗接种被称为"出生第一针"，在产院、产科新生儿一出生就应该接种。如果出生时没能及时接种，在1岁以内一定要到相关部门进行补种。

接种卡介疫苗后，2～3周内局部会逐渐出现红肿、脓疱，以致溃疡。此时应注意保持溃疡周围皮肤清洁卫生，让小儿穿干净、松软衣服，防止抓挠，必要时可用纱布包扎。3～4周后即可结痂，最后形成小疤痕，若反应严重形成脓肿，切忌开口排脓，否则会使伤口难以愈合。

新生儿乙脑疫苗的注射

注射乙脑疫苗是为了预防流行性乙型脑炎（乙脑）。乙脑是由蚊类作为媒介传播的急性病毒性传染病，夏秋季是发病的高峰季节，患病多是10岁以下儿童。病情有轻有重，重时可以出现高热、惊厥、昏迷、痉挛，甚至死亡，治愈后往往会留有后遗症。大部分成人对乙脑都具有免疫力，6个月以内的宝宝可以从母体获得抗体，保护宝宝不患乙脑。

中国规定乙脑疫苗接种对象主要是流行区6个月至10岁的儿童，以及非流行区进入流行区的人群。在流行区出生后满8个月至1周岁（大多数地区选择在1周岁）宝宝接种第1针乙脑疫苗，7～10天后接种第2针，属基础免疫，免疫期为1年，以后按程序进行加强免疫。

百白破三联疫苗的注射和注意事项

百白破三联疫苗又叫百白破三联针（百白破三联混合制剂），主要预防百日咳、白喉和破伤风。百白破三联疫苗是由百日咳菌苗、白喉类毒素、破伤风类毒素组成的三联疫苗。它可以提高宝宝对百日咳、白喉和破伤风抵抗的能力。百白破三联疫苗的基础免疫要连续注射3次后才能有效，即在宝宝出生后满3个月、4个月、5个月时连续注射3次。此外，这些抗体只能维持一定的时间，所以在一定时期后还要进行加强注射，即需要分别在1.5～2周岁和6岁时加强注射2次。

♛ 注射百白破三联疫苗的注意事项

有癫痫等神经系统疾患及有惊厥史者禁止注射该疫苗，急性传染病（包括恢复期）及发热者暂缓注射。

注射时必须充分摇匀疫苗制剂，制剂不能冻结，一旦出现凝块，则不能使用；注射第1针后出现高热、惊厥等异常情况时，不再注射第2针。可以注射第2针时，应更换注射部位。该疫苗为吸附剂，不易被吸收，因此需要进行深部肌肉注射。

部分宝宝会出现红肿、疼痛、发痒或低热、疲倦、头痛等反应，一般不需特殊处理即可自行消退。若全身反应较重，应及时到医院进行诊治。

♛ 疫苗反应的处理

多给孩子喝水，不用药物治疗，可自行好转。

如果高热持续不退，要看医生，以诊断是否有疾病状况。

迫不得已使用药物时，要考虑对免疫的影响，以防预防针失效。

宝宝预防接种时间参照表

月龄或年龄	基础免疫疫苗	加强免疫疫苗
出生24小时内	卡介苗	无
	乙型肝炎疫苗	无
1个月	乙型肝炎疫苗	无
2个月	脊髓灰质炎活疫苗	无
3个月	脊髓灰质炎活疫苗	无
	无细胞百白破疫苗	无
4个月	脊髓灰质炎活疫苗	无
	无细胞百白破疫苗	无
5个月	无细胞百白破疫苗	无
6个月	流脑疫苗	乙型肝炎疫苗
8个月	麻风二联疫苗	无
9个月	无	流脑疫苗
12个月	乙脑减毒疫苗	无
18个月	甲型肝炎疫苗	无细胞百白破疫苗
	无	麻风腮疫苗
2岁	无	甲型肝炎疫苗
	无	乙脑减毒疫苗
3岁	无	流脑疫苗（A+C）
4岁	无	脊髓灰质炎活疫苗
6岁	无	无细胞百白破疫苗（白破）
	无	麻风腮疫苗
9岁（小学四年级）	无	流脑疫苗（A+C）
12岁（初中一年级）	无	乙型肝炎疫苗
14岁（初中三年级）	无	无细胞百白破疫苗（白破）
18岁（大学一年级）	无	无细胞百白破疫苗（白破）
	无	麻疹疫苗

注：本表为北京市免疫规划程序，疫苗为免费接种的第一类疫苗。其他省市规定各有小异，请从其规定。

Chapter

5

宝贝小病小痛，
物理治疗是首选

新生儿发热怎么办

很多宝宝的发热是由病毒引起的，发热是仅有的症状。如果体温超过38.5℃，应服用退热药物。对乙酰氨基酚可以间隔4~6小时给药，布洛芬可以间隔6~8小时给药。

极少情况下，宝宝会因为突发高热引发惊厥，这被称为"高热惊厥"。高热惊厥发病概率很小，1~3岁的宝宝发病率为2%~5%，而且一般不会留有后遗症。如果宝宝有惊厥发作的倾向，父母应咨询医生是否需要使用退热栓剂。

父母要确认这些

宝宝发热时一旦出现以下情况之一，爸爸妈妈要立即带他去医院：

☐ 用退热药3次无效，或发热超过39.5℃。

☐ 惊厥或痉挛发作。

☐ 喘息或呼吸有问题。

☐ 严重咽痛、吞咽困难。

☐ 不停地哭闹、易怒、烦躁不安。

☐ 尿频、尿痛或排尿时有烧灼感。

☐ 颈强直（头部不能自由转动和仰头、低头）或下颌不能与颈部接触。

☐ 伴随呕吐或腹泻。

新生儿吐奶怎么办

吐奶和溢奶，其实都是指牛奶从宝宝嘴里面流出来的现象，一般来说，轻微吐奶和溢奶并没有什么太大的影响，不用采取特别的治疗方式。随着宝宝的逐渐长大，这种情况将会有明显的改善。

但是，如果宝宝出现了严重的喷射性吐奶状况，这时，父母就必须特别注意了。

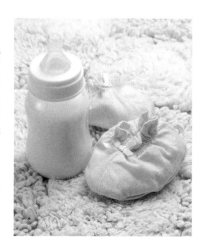

♛ 了解原因

宝宝吐奶现象较为常见，因为宝宝的胃呈水平位，容量小，连接食管处的贲门较宽，关闭作用差，连接小肠处的幽门较紧，而宝宝吃奶时又常常吸入空气，奶液容易倒流入口腔，引起吐奶。

喂奶方法不当也会引起宝宝吐奶，如让宝宝仰卧喂奶，人工喂养时奶瓶的奶嘴未充满奶水而有空气进入，吃奶后马上让宝宝躺下等。

♛ 防治护理

给宝宝喂的奶量不宜过多，间隔不宜过密。尽量抱起宝宝喂奶，让宝宝的身体处于45°左右的倾斜状态，这样宝宝胃里的奶液会自然流入小肠，比躺着喂奶要减少发生吐奶的机会。

喂完奶后，把宝宝竖直抱起靠在肩上，轻拍宝宝后背，让他通过打嗝排出吸奶时一起吸入胃里的空气，再把宝宝放到床上。此时，不宜马上让宝宝仰卧，而是应当侧卧一会儿，然后再改为仰卧。

怎样判断新生儿是否腹泻

当宝宝频繁出现水样或较稀的大便，大便的颜色是浅棕色或绿色，就可以断定宝宝腹泻了。

♕ 了解病因

引起婴幼儿腹泻有许多原因，大体分为两类：

一类为非感染性因素造成的，喂养不当为最常见的原因。包括食物的种类和进食量选择不当引起的消化不良、辅食添加过快或断奶时机选择不合适引起的胃肠道不适应、天气变化着凉引起肠胃功能紊乱等。另外，宝宝食物过敏也可导致腹泻。

另一类腹泻为感染性因素造成的，如孩子进食的奶具或食物不洁，使肠道细菌或病毒感染造成腹泻。

♕ 防治护理

预防宝宝腹泻最为重要。平时应注意宝宝的饮食，以适当、均衡为原则；辅食添加要循序渐进；注意天气变化，不要让宝宝肚子受凉；观察宝宝是否有过敏的食物。宝宝的餐具要及时消毒，食物应清洁卫生，避免感染。

如果宝宝已经患有腹泻，要多观察，加强护理。由于腹泻时宝宝排便次数增多，排出的粪便还会刺激宝宝的皮肤，因此，每次排便后都要用温水清洗宝宝的小屁股，要特别注意肛门和会阴部的清洗。如果伴随发热现象，可用湿热的海绵擦身降温，并让宝宝吃流食。当宝宝恢复后，要逐渐地添加一些清淡的食物。感染性腹泻应及时去医院对症处理。

宝宝出现腹泻时，不要禁食，以防营养不良，但要遵循少食多餐的原则，每天至少进食6次。此外，还要补充适量的水分，以免宝宝脱水。

婴儿湿疹

婴儿湿疹，俗称"奶癣"，是皮肤对多种外在和内在因子的过敏反应。如对皮肤的冷热刺激、搔抓、穿化纤或纯毛衣服、真菌孢子、室内尘螨、小动物的皮毛及分泌物等是湿疹的诱发因素。此外，食物也是诱发宝宝过敏的重要过敏原。婴儿期的主要食物如牛奶、鸡蛋白，鱼虾蟹等海产品，牛羊肉，某些坚果和水果等，也都可能诱发湿疹。患湿疹的孩子很多为遗传性过敏体质，有严重过敏体质的孩子湿疹可能会迁延不愈，并出现皮肤以外的过敏疾病，如腹泻、过敏性鼻炎和过敏性哮喘等。

婴儿湿疹一般都出现在出生后1月到2岁这段时间，又以2～3个月的宝宝最严重。常发生于双颊、头皮、额部、眉间、颈部、颌下或耳后。

目前尚无治愈过敏性疾病的方法，主要是对症处理，明确和避免过敏原的刺激对缓解湿疹十分有效。因为宝宝食物比较单一，所以可以观察宝宝对哪种食物过敏，如果不能确定，或宝宝对多种物质过敏，可去医院进行过敏原的检测。一旦发现引起宝宝过敏的食物或环境物质，就应该尽量避免进食或接触。对于尚未添加辅食的宝宝，应尽量采用纯母乳喂养。母乳是最不易引起宝宝过敏的食物。如果宝宝对母乳也发生过敏，则应在医生指导下采用水解蛋白制品来代替母乳中的蛋白质。

湿疹预防很重要。宝宝内衣应穿松软宽大的棉织品或细软的布料，不要穿化纤织物。内、外衣均忌羊毛织物以及绒线衣衫，最好穿棉花料的夹袄、棉袄、绒布衫等。要密切注意宝宝的消化状态，是否对牛奶、鸡蛋、鱼等食物过敏。母乳喂养的妈妈应避免进食易引起宝宝过敏的食物。

宝宝要避免碱性肥皂、化妆品或香水等的刺激。发病期间不要进行卡介苗或其他预防接种。要避免与单纯疱疹的患者接触，以免发生疱疹性湿疹。

新生儿黄疸怎么办

新生儿于出生后数天内，脸上、皮肤上发生黄疸，叫"胎黄"，或称"胎疸"，即现在所称的新生儿黄疸。

♛ 了解病因

新生儿发生黄疸可能是生理性的，也可能是病理性的。大部分宝宝出生后2～3天出现黄疸，4～6天最严重，足月的宝宝出生后10～14天消退，早产的宝宝延迟至3～4周才消退。黄疸程度轻，可为浅杏黄色，限于面部、眼睛的巩膜、颈部、躯干及四肢。新生儿的生理性黄疸一般不需要特殊治疗，出生后半小时即开奶，频繁吸吮，加强母乳喂养多可自行消退。

父母要确认这些

发现宝宝出现黄疸时，父母要注意观察：

☐ 初步判断黄疸的程度。父母可以在自然光线下，观察宝宝的皮肤，如果仅仅是面部黄，为轻度黄疸；躯干部皮肤黄，为中度黄疸；如果四肢和手足心也出现黄疸，为重度黄疸。

☐ 观察大便颜色。如果大便呈陶土色，应考虑病理性黄疸，多由先天性胆道畸形所致。如果黄疸程度较重，出现伴随症状或大便颜色异常，应及时去医院就诊，以免耽误治疗。

♛ 防治护理

尽早使胎便排出。因为胎便里含有很多胆红素，如果胎便不排干净，胆红素就会经过新生儿特殊的肝肠循环重新吸收到血液里，使黄疸增高。给宝宝充足的水分，促使其排尿，因为小便过少不利于胆红素的排泄。

新生儿肛门感染怎么办

新生儿肛门周围感染是新生儿期较常见的疾病，由于临床表现不明显，往往被忽略，如果处理不当，很容易形成肛瘘。

♛ 了解病因

由于宝宝肛门括约肌较松弛，肛门与直肠黏膜容易脱出，又因新生儿大便不成形，易患消化不良或肠炎，如不精心护理，肛门内隐窝处很易被尿布摩擦致伤，从而引起肛门周围感染，脓肿、溃疡后形成肛瘘。

♛ 防治护理

为预防新生儿肛门周围脓肿的发生，应做到在新生儿便后用温水清洗肛门，尤其在腹泻后臀部已经发红时，更要冲洗肛门，要用清洁软布轻轻擦干，保持臀部的清洁干燥，切不能用硬布类或其他不洁的物品擦之。

新手父母应选择质地柔软且吸水性强的新棉布做尿布，或选用一次性"尿不湿"。给宝宝擦肛门不要用尿布，更不可用力。

父母要确认这些

如若男孩或女孩发生肛瘘，其临床表现各有不同。

☐ 男宝宝肛门发炎后红肿疼痛，形成脓肿后肛门周围皮肤肿胀光亮，中心软化，破溃后流出脓液而形成肛瘘，腹泻时大便从瘘管口流出。反复发炎脓肿破溃则成为慢性肛瘘。

☐ 女宝宝发病急，外阴红肿，破溃后大便从阴道口处女膜外部位的瘘口排出，头 3 天大便几乎全从阴道口排出来，肛门反而不排便。大约10天左右，肛门才逐渐恢复排便，随着阴道排便的减少，肛瘘周围炎症随之消退。但女孩的肛瘘不会自动愈合，以后遇到腹泻时仍可从瘘口漏出粪便。

新生儿鹅口疮怎么办

新生儿鹅口疮发病率比较高，尤其多见于营养不良、体质衰弱、慢性腹泻、长期使用广谱抗生素或肾上腺皮质激素的宝宝。

♛ 了解病因

鹅口疮又名"雪口病"，为白色念珠菌感染所致。白色念珠菌广泛存在于自然界中，正常人的口腔、肠道、皮肤和阴道等部位也有白色念珠菌存在，但一般情况下不会致病，只有在身体抵抗力下降，滥用或长期使用抗生素或肾上腺皮质激素等情况下才会发病。

新生儿通常是在分娩过程中，感染新妈妈阴道内的念珠菌而发病的，也可能是宝宝接触了被白色念珠菌污染的生活用具如奶嘴、毛巾等而患病。

如果治疗得当，鹅口疮并不十分严重，但它仍可能持续两三周的时间。偶尔未经严格消毒的奶嘴、受感染的手或受感染的乳头会传播该种真菌。长期服用抗生素的宝宝患鹅口疮的概率更高，这是因为抗生素同样会抑制口腔中正常菌群的数量和活性，导致菌群失调引起真菌感染。

♛ 观察症状

一般宝宝鹅口疮发病很快，但全身症状不明显，可有轻度发热、烦躁不安、哭闹，有的宝宝不爱吃东西，但多数并不影响哺乳。宝宝口腔黏膜上会出现白色乳凝块样物，微微高出黏膜面，初起时呈小片状，逐渐融合成大片，形似奶块，但与奶块不同，奶块易擦掉，鹅口疮则不易擦掉，强行剥落后，局部黏膜潮红粗糙，可有溢血，迅速再生。患处不痛，不流涎，一般不影响吃奶，也无全身症状。少数严重者，全部口腔黏膜均被斑膜覆盖，甚至可累及咽部、食管、肠道、喉、气管、肺等，出现呕吐、吞咽困难、声音嘶哑或呼吸困难等症状。

♛ 防治护理

父母及宝宝都应勤洗手。

妈妈在哺喂宝宝前后，应清洗乳头，不要用毛巾擦拭乳头，待水分自然挥发。

及时查看奶瓶上奶嘴的清洁是否完善。

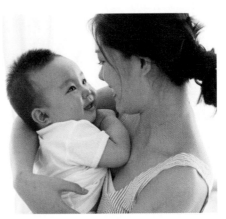

彻底清洗玩具，以防再次感染。

如果宝宝依赖安慰奶嘴，在这段时间内最好只在夜间使用，或者干脆考虑戒掉该习惯。因为延长吮吸时间，会刺激口腔中的病灶。另外，安慰奶嘴经常是反复发作的感染源。如果宝宝坚持要，那么在感染结束后最好换一个新的奶嘴。

如果需要服用抗真菌性药物，在服药之前让宝宝含服一小口清水，其目的是清洁口腔。给药方式为使用小型注射器或医用量匙，将药物放置于宝宝的口腔患处。

在医生的指导下，正确使用退热及减轻疼痛的药物。

给宝宝治疗鹅口疮时，应该停用抗生素，如果有重大疾病必须使用抗生素和其他药物时，也应在医生指导下用药。

♛ 饮食调理

让宝宝摄入足够的水，如果宝宝拒绝使用奶瓶或吸吮乳房，可以使用一个柔软的人工乳头，并把上面的开口剪得尽可能大，便于宝宝吸吮。

妈妈要注意忌食辛辣的食物，如大蒜、胡椒、辣椒，以及油煎、熏烤的食物，以防热毒经母乳进入宝宝体内，导致病情加剧。

新生儿鼻塞怎么办

出生半个月左右的宝宝鼻子经常堵塞，虽然宝宝并没有在户外待多长时间，也没有接触感冒的人。有时即使小心地取出积存的鼻垢，鼻子还是不通气，而且愈发加重，一般会延续3～4周，甚至会影响到正常吃奶。遇到这种情况，妈妈不要着急，只要做些小小的调节，就可以很好地改善现状。

从季节来说，宝宝鼻塞冬季比较多见，在异常干燥的日子里，要准备好加湿器，让居室保持一定的湿度，减轻空气的干燥程度，对宝宝的鼻塞有好处。

另外，天气好的时候，经常带宝宝去户外，接触室外新鲜、流通的空气，会使宝宝鼻腔通畅许多。但是要注意，不能把大人用的通鼻药给宝宝用，也不要因为怕感冒而把宝宝关在房里，或把室温调得过高，这样做对宝宝非常不利。

如何预防新生儿脐炎

宝宝一般出生后3～7天脐带残端脱落。因为脐带血管与新生儿血液相连，如果保护不好，会感染而发生脐炎，甚至造成败血症而危及生命，所以要精心护理。

♛ 观察症状

脐带轻度发炎时，仅在脱落的创面有少量黏液或脓性分泌物，周围皮肤发红。如未得到及时有效的治疗，病情会迅速发展，出现脐部脓肿，波及大部分腹壁，同时伴有发热、哭闹、呕吐、拒食等症状。

♛ 疾病的防治与护理

父母在新生儿脐带脱落前，最好每日检查脐部，观察脐带残端有无出血、渗血、渗液等。若发现脐部出血要及时送医院处理。一般情况下，用消毒棉签蘸75%的酒精涂擦脐部，由内向外做环形消毒，然后盖上消毒纱布，再用胶布固定，以防感染。

勤换尿布，并要避免尿布直接覆盖在脐部上，若尿湿了脐带包皮，需及时重新消毒脐部。

给宝宝洗澡时要做到尽量不打湿脐部，更不能将宝宝全身浸在澡盆内，以防脐部被水浸湿发生糜烂而引起感染。

脐带脱落后，脐窝略潮湿，每天要用2%的碘酒擦洗，再用75%的酒精擦洗，然后涂1%～2%的甲紫，每日2～3次，直到局部红肿消退、干燥。换药时要严格执行无菌操作，保持局部干燥，防止污染。换药时还应注意保暖，防止受凉。

脐带脱落后也应认真观察创面，如有液体分泌物流出，或有红肿表现，宝宝咳嗽哭闹加重时，要及时带宝宝到医院检查是否患脐部感染。

如何防治新生儿歪脖子

当父母发现宝宝平躺时总将头倾向同一侧，坐姿时头也固定转向一边，并且发现宝宝头颈部转动有困难时，那么，父母应该怀疑宝宝可能有斜颈症。应把握住宝宝治疗的关键时刻，不对称的头脸部将影响一辈子的外观，不可不慎。

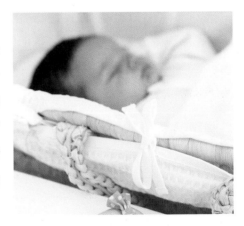

♛ 观察症状

先天性肌性斜颈大多是因为出生时宝宝的颈部肌肉受到损伤所致，非正常分娩的如臀位产、剖宫产等的宝宝发病率较高。这种损伤多出现在胎位不正和产钳牵拉的情况下。颈部的肌肉受到牵拉损伤，出现血肿，最后血肿纤维化，使肌肉挛缩变短。这种损伤多是一侧，这样就使颈部两侧肌肉长度不等，力量不均，导致患儿的脖子偏向肌肉短缩的一侧。

这种患儿在出生后一个月内，可发现一侧颈部长有实性的、软骨样的圆形包块。头偏向有包块的一侧，下巴指向对侧，头部的活动稍受限制。颈部的包块可逐渐缩小至消退。但在这一侧颈部仍可摸到较硬的条索样物，头部的偏斜更加显著。

由于宝宝处于生长发育旺盛时期，各个器官都在不停地生长变化，这种偏斜的情况如果持续4周以上，就可导致面部发育不平衡。具体可表现为偏斜侧的面部和颅骨均比对侧小，两侧的眼睛不在同一水平线上，即偏斜侧低、对侧高，鼻口均有不同程度的偏斜。

♛ 疾病的防治与护理

目前，治疗方法有物理治疗及外科手术。部分宝宝随着成长，肌肉硬化程度会慢慢减轻。所以，如果宝宝的头脸对称性尚可，可先尝试物理治疗。头脸部明显不对称、肌肉很紧的患儿应考虑外科手术。此外，经过一段时间的物理治疗仍无效、仍有明显硬化的颈部肌肉，也应手术。手术通常是把硬化的肌肉切开，使它不再妨碍运动。手术后颈部大多能恢复正常运动，越早手术效果越好。太晚开刀，除了头脸变形外，术后还要再配合一些复健才有较好的效果。这种病手术后再复发的机会很小。

如何预防新生儿尿布疹

新生儿皮肤细嫩，毛细血管丰富，局部和全身防御能力差，再加上出生后又离不开尿布，如果父母稍不留意，就会发生尿布疹。这时，小宝宝的臀部在尿布包裹部位处会出现许多粟粒大小的红色丘疹，严重的还会发生糜烂、溃疡，有组织液渗出，整个臀部呈现鲜红色，宝宝哭闹不安，有的皮疹还会向外延及大腿内侧或腹壁等处。尽管尿布疹是兜尿布而引起的，但不是所有兜尿布的小儿都会发生尿布疹，那么，有哪些原因会引起尿布疹呢？

👑 尿布疹的原因

● **新生儿排尿后没有及时换尿布** 尤其是夜间不换尿布，往往容易发生尿布疹。因为尿液中含有尿酸盐，粪便中含有吲哚等多种刺激性物质，兜尿布后，这些物质会持续刺激皮肤。

● **错误使用纸尿裤** 如果你选择外层塑料，内层有棉布和吸水材料的纸尿裤，往往透气性不是很好，如果长时间捂在宝宝屁股上，很容易起疹子。

● **臀部潮湿** 许多父母在对新生儿的臀部进行清洗后即用尿布给宝宝包裹上，这种做法是不正确的。因为宝宝臀部皮肤褶皱多，清洗臀部后水分不易擦干，马上包上尿布，会使局部不透气。如果再给潮湿的臀部拍上粉，看起来臀部皮肤变干燥了，但实际上粉吸水易变成块状，不仅局部仍然潮湿，而且对宝宝娇嫩的皮肤也会形成刺激。长此以往，容易引起宝宝尿布疹。

● **清洗不及时** 有些父母或保姆在宝宝便后用尿布将臀部的大便擦去，而没有及时清洗，当再兜着尿布时，在潮湿有刺激物的环境下对宝宝的小屁股是非常不利的。

👑 尿布疹的预防

新生儿尿布疹重在预防，一旦发现臀部发红、糜烂时更要及时治疗。为预防病症的发生，父母护理小儿时动作要轻、要柔和，并要经常更换尿布，每次大便后用清水清洗臀部，然后揩干，并涂上1%鞣酸软膏，保持臀部干燥。

如何预防新生儿肺炎

新生儿肺炎是新生儿期常见的一种疾病，由于没有明显成人肺炎的症状，不易觉察，但是危害相当严重，需要父母对其有一定的了解，以便预防和及时发现、及时治疗。宝宝患了该病，也不要慌张，此病虽发病率高，但如果及时到医院就诊，得到合理治疗、护理，治愈率较高，预后良好。最主要的还是预防为主。

♛ 观察症状

新生儿肺炎的表现与婴幼儿或年长儿患肺炎的症状很不同，尤其是出生2周以内的宝宝，像发热、咳嗽这些肺炎常见的症状是很少见到的。他们的主要表现是精神不好、呼吸增快、不爱吃奶、吐奶或呛奶等，大多数宝宝不发热，有的仅有低热，接近满月的新生儿可出现咳嗽的症状。重症时出现气促、鼻翼翕动、三凹征、心率增快。大部分患儿有口周及鼻根部发青，缺乏肺部阳性体征，但在患儿深吸气时，能听到细小水泡音。如果观察到这些现象，父母应及时带宝宝去医院就诊，通过拍肺部X线片和其他检查做出诊断。

新生儿肺炎不论是哪种类型，病情严重的，都有一定的危险性。例如感染性肺炎，肺部可以出现大片的感染，甚至形成脓肿、坏死，严重影响患儿的呼吸功能。病菌还可能播散到全身，引起败血症、脑膜炎等更严重的并发症。多数新生儿肺炎经过积极有效的救治是完全能够治愈的，不会留任何后遗症。

但严重的肺炎如果合并了全身其他器官的感染或损害，例如神经系统的损害，则会有留下后遗症的可能性。

● 吸入性肺炎

吸入性肺炎又包括羊水吸入性肺炎、胎粪吸入性肺炎和乳汁吸入性肺炎。前两种肺炎主要发生在宝宝出生前和出生时，由于种种原因引起胎宝宝宫内缺氧，胎宝宝缺氧后，会在子宫内产生呼吸动作，就可能吸入羊水和胎粪，这两种肺炎都比较严重，宝宝一出生就有明显的病症，如呼吸困难、皮肤青紫等，需要住院治疗。

更应该引起父母注意的是乳汁吸入性肺炎。由于新生儿，特别是一些出生时体重较轻的宝宝，口咽部或食道的神经反射不成熟，肌肉运动不协调，常常发生呛奶或乳汁反流现象，乳汁被误吸入肺内，导致宝宝出现咳喘、气促、青紫等症状，误吸的乳汁越多，症状越重。

● 感染性肺炎

新生儿患感染性肺炎有两种情况，一种是宫内感染，一种是生后感染。宫内感染肺炎是由于新妈妈在怀孕过程中感染了某些病毒或细菌，通过血液循环进入胎盘，后又进入胎宝宝的血液。因此，在新妈妈怀孕期间，胎宝宝就患上了肺炎。而出生后感染性肺炎则可以发生在新生儿期的任何时段。

♛ 疾病的防治与护理

在日常生活中，家庭成员是引起新生儿感染的主要来源，所以家庭成员都要积极避免感冒。平时注意室内空气流通，避免受凉，衣被适度，室温不宜过高。由于新生儿抵抗力差，大人患普通感冒，宝宝就有可能患肺炎。平时家庭成员不要经常亲吻宝宝，以免从呼吸道传入病菌。勿让宝宝与发热、咳嗽、流涕的人员接触。在治疗新生儿肺炎时，一般可采取下列方法：

● **抗生素应用** 对细菌性肺炎，最好根据病原体选用抗生素。如无条件，一般可用青霉素或氨苄西林（须做皮试）。

● **对症治疗** 镇静、吸氧、纠正酸中毒等。

● **支持疗法** 为增强抗病能力，对重症患儿可输入血浆。

● **超声雾化吸入** 有利于分泌物的排出。

新生儿要打什么疫苗

预防接种是预防小儿传染病的有效方法，就是把预防某种传染病所用的生物制品通过注射或口服的方法，接种到人体内，使人体产生抵抗某种传染病的抗体，从而将小儿患有这种疾病的概率降至最低点。每个宝宝出生后都要按年龄进行有计划的预防接种。我国的儿童基础免疫程序大致如下表所示：

儿童基础免疫程序参照表

月龄或年龄	免疫疫苗	可预防的传染病
出生24小时内	卡介苗	结核病
	乙型肝炎疫苗	乙型病毒性肝炎

续表

月龄或年龄	免疫疫苗	可预防的传染病
1个月	乙型肝炎疫苗	乙型病毒性肝炎
2个月	脊髓灰质炎活疫苗	脊髓灰质炎（小儿麻痹症）
3个月	脊髓灰质炎活疫苗	脊髓灰质炎（小儿麻痹症）
	无细胞百白破疫苗	百日咳、白喉、破伤风
4个月	脊髓灰质炎活疫苗	脊髓灰质炎（小儿麻痹症）
	无细胞百白破疫苗	百日咳、白喉、破伤风
5个月	无细胞百白破疫苗	百日咳、白喉、破伤风
6个月	流脑疫苗	脑脊髓膜炎
	乙型肝炎疫苗	乙型病毒性肝炎
8个月	麻风二联疫苗	麻疹、风疹
9个月	流脑疫苗	脑脊髓膜炎
12个月	乙脑减毒疫苗	乙型脑炎
18个月	甲型肝炎疫苗	甲型病毒性肝炎
	无细胞百白破疫苗	百日咳、白喉、破伤风
	麻风腮疫苗	麻疹、风疹、流行性腮腺炎
2岁	甲型肝炎疫苗	甲型病毒性肝炎
	乙脑减毒疫苗	乙型脑炎
3岁	流脑疫苗（A+C）	脑脊髓膜炎
4岁	脊髓灰质炎活疫苗	脊髓灰质炎（小儿麻痹症）
6岁	无细胞百白破疫苗（白破）	百日咳、白喉、破伤风
	麻风腮疫苗	麻疹、风疹、流行性腮腺炎
9岁（小学四年级）	流脑疫苗（A+C）	脑脊髓膜炎
12岁（初中一年级）	乙型肝炎疫苗	乙型病毒性肝炎
14岁（初中三年级）	无细胞百白破疫苗（白破）	百日咳、白喉、破伤风
18岁（大学一年级）	无细胞百白破疫苗（白破）	百日咳、白喉、破伤风
	麻疹疫苗	麻疹

注：本表为北京市免疫规划程序，疫苗为免费接种的第一类疫苗。其他省市规定各有小异，请从其规定。

新生儿为何会生理性体重下降

宝宝出生后3~5天内，多数妈妈会发现宝宝体重有所下降。遇到这种情况千万不要着急，因为新生儿出生后的几天内体重下降属于正常的生理现象，这种现象被称为生理性体重下降。一般来说，这种体重下降不会超过新生儿出生体重的8%，最迟10天就会恢复甚至超过出生时的体重。

新生儿体重下降的原因主要是出生后排出胎便和尿液，并且通过皮肤、肺等丢失了许多水分，加之刚出生的宝宝食量很小，或因吸吮能力弱、妈妈的授乳量不足，摄入量没有消耗量大，因此造成了暂时性的体重下降。随着宝宝吃奶量逐渐增多，机体对外界的适应性逐步增强，体重下降3~4天后就会逐渐回升，7~10天后就会明显增加，大致每天以30克的速度增长，这时小宝宝体内的发育才算步入正常的轨道。

但如果10天后仍未恢复到出生时的体重，那就不是生理性体重下降了，应及时带宝宝去医院检查治疗。考虑是否存在哺乳量不足、牛奶冲调浓度不符合标准或有无疾病等因素的干扰。

新生女婴怎么会出现"月经"

有的父母在给出生5~7天的女婴换尿布时发现宝宝阴道出现一些血样的黏液，量不多，宝宝也没有其他不适反应，这种情况属于正常生理现象，1~3天后就会消失，无须治疗。

产生这种现象是由于新妈妈在妊娠后期将雌激素传给胎宝宝，这种内分泌激素能够刺激女婴生殖道黏膜增殖、充血。新生儿出生后，由于从母体获得雌激素的来源中断，体内雌激素浓度也随之急剧下降，3~5天后则会降至很低的程度，雌激素对生殖黏膜增殖、充血的支持作用也随之中断，于是，原来增殖充血的子宫内膜就随之脱落，导致女婴从阴道里排出少量血液和一些血性分泌物，出现了类似月经的表现，故称为"假月经"。

由于出血量很少，因此对于这种阴道出现的问题不需要找医生治疗。对于血液和分泌物，可用消毒纱布或棉签轻轻拭去，而不能局部贴敷或敷药，否则会引起刺激和感染。但是，如果阴道出血量较多、持续时间较长，应考虑是否为新生儿出血性疾病，须及时请医生诊治。

新生儿"马牙"是怎么回事

新生儿出生后，在牙龈边缘或上腭常会看到一些凸起的黄白色芝麻大小的小斑点，俗称"马牙"。

有些父母认为它是不祥之兆，要用针挑破，或用布擦掉。也有人认为不挑掉马牙会妨碍以后出牙，这些都是毫无科学根据的。事实上，马牙不是病态，是胚胎发育过程中一种上皮细胞堆积而成的角化上皮珠，属于正常现象，医学上称为"上皮细胞珠"，无须治疗，几周内便会自行消退。而用布擦拭或用针挑极易发生口腔炎，甚至引起败血症，因为新生儿的口腔黏膜十分柔嫩，血管丰富，唾液腺的功能发育尚未成熟，口腔黏膜较干燥，易受损伤，细菌很容易从破损的黏膜侵入。如遇到个别马牙长得比较大，并伴有发痒、发胀的现象，应及时去医院进行处理。

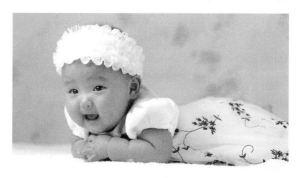

新生儿为何有不明原因的青紫

♛ 青紫的原因

青紫是新生儿最常见的症状之一，这也是一种严重的症状，父母必须给予足够的重视。青紫是血液内脱氧血红蛋白浓度增高而在皮肤和黏膜上的表现，容易出现在宝宝皮肤较薄、色素较少而毛细血管较丰富的部位，像口唇、指（趾）尖、鼻尖及耳垂等处。新生儿的这种反应既可能由肺部疾病换气不足引起，也可能是先天性心脏病的一个症状，还可见于中枢神经系统损伤及某些血液病。

♛ 治疗和预防方法

对于新生儿出生后不同的青紫反应，要依据具体情况进行对症治疗。比如，新生儿在啼哭时或吸奶后出现青紫，要考虑是否有先天性心脏病的可能。出现异常反应，除了应立即送医院诊治外，父母如能提供一些有用的病史，对疾病的诊断也会大有裨益。

为了更好地预防这种病症的发生，父母需加强围生期（指怀孕满28周至产后7天的这段时期）的保健工作，这也是降低患儿死亡率和伤残率的关键。

新生儿为何爱打嗝

新生儿由于神经系统发育尚未完善，控制膈肌运动的神经活动功能受到影响，所以常打嗝。

♛ 原因

宝宝一旦受到轻微刺激，就会发生膈肌突然收缩，发出"嗝嗝"声。例如，外感风寒、寒热之气而诱发打嗝；乳食不节制，或吃了生冷奶水或服用寒凉药物会导致气滞不行、脾胃功能减弱而诱发打嗝；妈妈在小宝宝吃得过快或惊哭后哺乳也会造成小宝宝哽噎而诱发打嗝。

♛ 防治方法

因寒凉所致的打嗝，可给宝宝喝点热水，同时在胸腹部盖张棉暖衣被，冬季还可在衣被外放上一个热水袋保温，用不了多久即可不治而愈。

如果小宝宝打嗝时间较长或频繁发作，可在沸水中泡少量橘皮，等到水温适宜时给他饮用，也可止嗝。

如果小宝宝乳食停滞不化或不思乳食，打嗝时能闻到不消化的酸腐味，父母可用消食导滞的方法，如在胸腹部进行轻柔地按摩，帮助小宝宝消食顺气，打嗝也会自然停止。

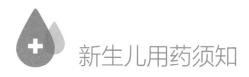

新生儿用药须知

○ 口服给药

对于能喂奶的宝宝应尽量采取口服给药。药物经口服、胃肠道吸收可以在体内很好地发挥治疗作用，而且宝宝服用起来也很方便、没有痛苦，家庭自行给药也较安全。不足之处是这种给药方式作用缓慢，吸收量不规则，不适合急救。

○ 局部给药

这种用药方法是将药物直接作用于患处，使局部保持较高的药物浓度，产生局部治疗的作用，这种方法包括涂擦、湿敷、含漱、滴入、吸入等。

○ 注射给药

这种给药方法用药量准确、作用快、排泄也快，比较适合年龄较大的宝宝，尤其是肌肉注射的效果较明显。对宝宝静脉给药时，一定要按规定速度给药，切不可过急过快，要防止药物渗出引起组织坏死。但是这种给药方法不适用于新生儿，因为新生儿皮下注射容量很小，给药会损害周围组织且造成吸收不良。注射给药也有缺点：一是要求严格无菌的操作环境；二是操作技术要求较高。因此，对家庭来说使用起来不是很方便。

○ 胃肠道途径给药

这种用药方法有舌下含服和直肠给药两种。前者作用较快、对黏膜没有刺激，如硝苯地平、硝酸甘油片等；后者不会对胃肠产生刺激，比口服给药作用快，如肛门栓剂、保留灌肠等。

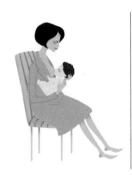

营养师和育婴师
陪你坐月子

封面设计 何　琳
图片提供 达志影像
　　　　　北京全景视觉网络科技有限公司